U0301229

精准

屈光性白内障手术

Precision Refractive Cataract Surgery

主　编　俞阿勇

编　者（以姓氏拼音为序）

蔡军勇（温州医科大学附属眼视光医院）

陈　鼎（温州医科大学附属眼视光医院）

宫贤惠（温州医科大学附属眼视光医院）

黄锦海（温州医科大学附属眼视光医院）

李　瑾（温州医科大学附属眼视光医院）

王勤美（温州医科大学附属眼视光医院）

徐　栩（温州医科大学附属眼视光医院）

俞阿勇（温州医科大学附属眼视光医院）

编写秘书

涂瑞雪（温州医科大学附属眼视光医院）

人民卫生出版社

图书在版编目（CIP）数据

精准屈光性白内障手术 / 俞阿勇主编. —北京：
人民卫生出版社，2019

ISBN 978-7-117-28018-1

Ⅰ. ①精… Ⅱ. ①俞… Ⅲ. ①白内障摘除术 Ⅳ.
①R779.66

中国版本图书馆 CIP 数据核字（2019）第 024069 号

人卫智网	www.ipmph.com	医学教育、学术、考试、健康，
		购书智慧智能综合服务平台
人卫官网	www.pmph.com	人卫官方资讯发布平台

精准屈光性白内障手术

主　　编：俞阿勇
出版发行：人民卫生出版社（中继线 010-59780011）
地　　址：北京市朝阳区潘家园南里 19 号
邮　　编：100021
E - mail：pmph @ pmph.com
购书热线：010-59787592　010-59787584　010-65264830
印　　刷：北京盛通印刷股份有限公司
经　　销：新华书店
开　　本：710×1000　1/16　印张：14
字　　数：267 千字
版　　次：2019 年 2 月第 1 版　2024 年 8 月第 1 版第 4 次印刷
标准书号：ISBN 978-7-117-28018-1
定　　价：106.00 元

打击盗版举报电话：010-59787491　E-mail：WQ @ pmph.com
（凡属印装质量问题请与本社市场营销中心联系退换）

序

　　世界卫生组织把视觉健康列为人体健康的十大标准之一。随着社会发展和人们的健康意识增强，必然对视觉健康的要求日益提高。视觉健康不仅要求结构完整，同时要求功能完善。在这样的社会发展背景下，对于要进行白内障手术的病人来说，手术后必须满足：白内障摘除＋视觉功能改善。鉴于摘除白内障后的眼球光学表现并不完美，势必需要在手术（包括人工晶状体植入）过程中个性化地进行光学改造，以避免、补偿或矫正眼球光学上的缺陷或不足，实现病人术后视功能的最优化。因此，从眼视光学角度来看，白内障手术现在已不仅仅是一种复明手术，还是一种眼内屈光手术，需要同时考虑白内障被手术摘除后的眼球光学系统的个性化重建和优化，术后不仅要"看见"（复明手术），更需要在此基础上实现"看得清晰、看得舒适、看得持久"（屈光手术）。

　　白内障手术相关理论、技术及设备的不断完善，功能性人工晶状体的推陈出新，使得屈光性白内障手术的精准度不断提高，精准屈光性白内障手术得以实现并日益受到关注。温州医科大学附属眼视光医院白内障临床中心主任俞阿勇教授和他的团队在精准屈光性白内障手术的临床和基础研究领域深耕多年，创新性地倡导、推动并实践精准屈光性白内障手术理念，以改善白内障手术疗效。他们在这方面积累了大量的临床资料和经验，同时在国内外不同学术场合分享交流，达成一定的共识。本书对精准屈光性白内障手术的规划、执行以及团队建设等方面做了系统性的梳理，同时介绍了行之有效的可操作性方案，便于眼科医疗单位开展临床应用。更难得的是，本书分享了丰富的典型病例和详细诊疗思路，图文并茂，并结合国内外研究结果来指导临床实践。

　　在白内障复明手术向屈光手术发展的今天，本书的出版高屋建瓴地将屈光性白内障手术推进到了精准屈光性白内障手术的高度,填补了该领域缺乏系统实用性著作的空白,将为眼科同道在精准屈光性白内障手术方面提供系统的参考,有助于形成标准规范的临床实践,从而进一步提升我国在该领域的诊疗水平,最大限度地发掘病人的视觉潜力,让广大病人从精准屈光性白内障手术中获得最大效益。

2018 年 8 月

前　言

　　白内障是国际和我国首位的致盲眼病，目前唯一直接有效的治疗方法是手术。白内障手术摘除混浊的晶状体，达到消除光路障碍的目的，是为复明手术。从发明白内障针拨术到 1949 年 Ridley 植入第一枚人工晶状体的漫长期间，白内障手术一直处于复明手术阶段。之后人们开始关注晶状体的屈光功能，通过手术技术和设备的改进，以及功能性人工晶状体的临床应用，白内障手术向屈光手术发展。但是，一直到全角膜光学特性被应用于白内障手术规划之前，屈光性白内障手术的精准程度还是受到客观因素的制约，人工晶状体优选无法真正开展，术后屈光度数 ±0.50D 的预测性平均只有 50%～60%，从屈光手术的精准性来说姑且称之为常规屈光性白内障手术阶段。

　　在此两个阶段，从生物器官的角度来看，由于人眼作为视觉器官的光学功能并未被精准地优化，导致生物资源浪费；从个体的角度来看，由于视功能并未被精准地改善以最大限度地胜任生活和工作需求，导致生活质量浪费和工作能力浪费；从社会的角度来看，众多这样的个体集合在社会上，导致社会资源浪费。随着社会的发展，在具备微创和精准的一系列理论、技术和设备的平台上，常规屈光性白内障手术升级为精准屈光性白内障手术（precision refractive cataract surgery，PRCS）已成为历史的必需和必然。精准屈光性白内障手术是基于精准的测量、计算和分析，综合考虑病人的视觉需求等个体化情况，精准规划并精准执行手术以高效微创地摘除白内障，植入与眼球光学特性匹配的人工晶状体或联合其他屈光手术方式，达到精准地重建甚或优化屈光系统，使病人术后的视功能最优化的目的。

　　本团队在精准屈光性白内障手术方面开展了一些前期研究和临床工作，在 2001 年前后起步；2004 年首次将白内障手术纳入全国高等教育眼视光学系列教材《屈光手术学》；2005 年扩大在临床应用，并将散光、球差等理论以及 Pentacam 和 iTrace 等设备应用于拟调节人工晶状体（Tetraflex）的 CFDA 临床研究；2006 年将全角膜光学特性常规应用于白内障手术规划，提出个性化分析病人，提升屈光性白内障手术的精准性，并自 2007 年起在国家继续医学教育基地项目中开始推广；2008 年在爱尔康的 toric 人工晶状体进入国内后负责学术培训，在临床应用中进一步完善了精准屈光性白内障手术体系，并逐渐完善精准屈光性白内障手术规划团队建设；2011 年开展双通道客观视觉质量分析（OQAS），2013 年开展非接触式飞秒激光白内障手术（LensAR），并丰富了精准屈光性白内障手术体系，在此基础上进一步向国内外推广精准屈光性白内障手术体系，尤其是精准屈光性白内障手术规划及其团队建设；2017 年正式启动并在全国实施精准屈光性白内障手术规划培训项目和国家继续医学教育基地项目。

　　在与眼科同道分享交流过程中，我们发现目前缺乏系统全面介绍精准屈光性白内障手术的相关著作，眼科同道们在临床应用时亦缺乏系统的参考书籍，更谈不上标准化。我们决心尝试对国内外该领域的相关理论和临床研究做系统的梳理，结合本团队的临床实践，总结撰写出版。原计划在人民卫生出版社《屈光性白内障手术系列》丛书（一套 6 册）全套出版之后再归纳汇总出版《精准屈光性白内障手术》。承蒙广大同道们厚爱，2017 年《屈光性白内障手术系列》丛书的首两册发行之后，被评为当年十大畅销眼科书。广大同道们强烈要求《精准屈光性白内障手术》早日面世。同时，考虑到精准屈光性白内障手术蓬勃发展的现实情况，经与人民卫生出版社协商，遂提前出版本书以顺应同道们早日得见本书的急切心情。

　　本书介绍了精准屈光性白内障手术相关的测量、分析、计算、医患沟通、手术、随访、持续改进和管理等方面内容，其中重点为精准屈光性白内障手术体系的实际临床应用。为了集学术性、实用性于一身，本书结合"典型病例＋诊疗思路"的体例来阐述精准屈光性白内障手术的临床实践。同时，制作成"口袋书"的形式，便于临床工作中的携带和查阅，希望成为广大眼科医务工作者临床诊疗中的重要工具书。

　　精准屈光性白内障手术在眼科临床中需要一个实践、探索、总结、完善的过程。囿于个人学识水平和编撰时间，本书难免存在主观性和局限性，敬请同道们提出宝贵意见，使我们的工作能有更好的改进。

　　本书的顺利出版与广大病人长期以来的信任理解，与团队成员的精诚合作,与更多默默奉献的幕后英雄们的鼎力支持密不可分,在此致以由衷的谢意!希望本书的出版能够增进眼科同道的交流,使精准屈光性白内障手术体系能更快更好地惠及更多的白内障病人,进一步提升我国在该领域的临床和学术水平!

俞阿勇

2018 年 10 月

目　录

第 一 章

精准屈光性白内障手术
与视觉质量

精准屈光性白内障手术作为一种屈光手术，既具有自身的特点，又符合屈光手术的普适原则，需要根据这些原则和特点来规划和实施手术。

第一节　屈光手术概述

屈光手术是以手术的方法改变眼的屈光状态，从而使外界物体在视网膜上清晰成像，改善视功能。

一、屈光手术的分类

屈光手术根据手术部位可以分为三类：

（一）角膜屈光手术

角膜屈光手术是指在角膜上施行手术以改变眼的屈光状态。根据手术时是否采用激光又分为非激光性角膜屈光手术和激光性角膜屈光手术。

1. 非激光性角膜屈光手术　包括放射状角膜切开术（radial keratotomy，RK）、角膜基质环植入术（intrastromal corneal ring segments，ICRS）、散光性角膜切开术（astigmatic keratotomy，AK）、角膜层间植入术（corneal inlay implantation）等。

2. 激光性角膜屈光手术　包括角膜表层切削的准分子激光角膜表面切削术（photorefractive keratectomy，PRK）、乙醇法准分子激光上皮瓣下角膜磨镶术（laser subepithelial keratomileusis，LASEK）、机械法准分子激光上皮瓣下磨镶术（epipolis laser in situ keratomileusis，Epi-LASIK）、经上皮准分子激光屈光性角膜切削术（transepithelial photorefractive keratectomy，TPRK），和角膜基质切削或切割的准分子激光原位角膜磨镶术（laser in situ keratomileusis，LASIK）、前弹力层下激光角膜磨镶术（sub-Bowman's keratomileusis，SBK）、

飞秒激光制瓣的 LASIK、飞秒激光小切口角膜基质透镜取出术（femtosecond small incision lenticule extraction，SMILE）等。

（二）眼内屈光手术

眼内屈光手术是在晶状体和前后房施行手术以改变眼的屈光状态。根据手术时是否保留晶状体分为两类：

1. 有晶状体眼人工晶状体（phakic intraocular lens，PIOL）手术 手术时不摘除晶状体。它包括前房型和后房型 PIOL，后者又包括睫状沟支撑型和悬浮型两种 PIOL。

2. 无晶状体眼人工晶状体植入术 手术时摘除了晶状体，如屈光性晶状体置换术（refractive lens exchange，RLE）。RLE 是指通过高效微创手术摘除晶状体，植入光学性能匹配的人工晶状体（intraocular lens，IOL），重建眼的屈光系统，改善视网膜像质，提高视觉质量。它是高度近视合并白内障病人的首选术式，也用于高度远视的手术矫正。无晶状体眼人工晶状体植入术将失去原有的调节功能，需要合理规划，采用一定的方式来兼顾全程视力。

目前白内障手术越来越微创、高效，重视全角膜规则散光和高阶像差的矫正，并根据病人的屈光状态和视觉需求，选择植入合适的人工晶状体，如环曲面人工晶状体（toric IOL）、非球面人工晶状体（aspheric IOL）、多焦点人工晶状体（multifocal IOL）等，以期获得更理想的术后视觉质量。

（三）巩膜屈光手术

一些在巩膜上施行的手术由于与眼屈光状态密切相关也被归类于屈光手术，包括后巩膜加固术（posterior scleral reinforcement，PSR）、老视逆转术（surgical reversal of presbyopia，SRP）等。

屈光性白内障手术基于提高视觉质量的考虑，在手术规划时可根据病人实际情况，先后或同期联合施行上述屈光手术方式，例如对于眼轴持续增长的病理性近视并发白内障病人可先施行后巩膜加固术，之后再行屈光性白内障手术；对于不选择 toric 人工晶状体的白内障合并散光病人，可在屈光性白内障手术前后或同期联合施行散光性角膜切开术。

二、屈光手术的原则

（一）屈光手术的一般原则

1. 安全性 屈光手术在很大程度上是一类选择性手术，属于一类"锦上添花"的手术，安全原则必须是第一位的，要以安全为首要前提来规划和实施手术。

安全的含义是很少有并发症、不发生严重并发症，有并发症也很容易妥善处理，最终不降低病人的视觉质量和视功能。一般以病人术后最佳矫正视力（best corrected visual acuity，BCVA）或最佳框架眼镜矫正视力（best spectacle corrected visual acuity，BSCVA）与术前最佳矫正视力比较有无下降来评估手术安全性。其他还有对比敏感度、眩光和像差等视觉质量评估指标。

2. 有效性　屈光手术是以矫正屈光不正为目的，应保证矫正的有效性。一般以术后裸眼视力（uncorrected visual acuity，UCVA）达到 0.5 或更好的例数的百分比来评估。一般以术后 3 个月时的评估为准。

3. 准确性　屈光矫正的准确性如何，直接影响到有效矫正的效果，因此也是屈光手术的重要原则。一般通过比较等效球镜（spherical equivalent，SE）的术前期望矫正值（attempted correction）与术后获得值（achieved correction）来衡量预测性（predictability）准确与否，常用的两个评判值是 ±1.00D 和 ±0.50D，分别统计在这两个范围之内的例数的百分比来表示预测性的高低。

4. 稳定性　术后屈光状态稳定与否也是屈光手术的原则之一。以术后 3～6 个月时的屈光状态或视力为指标。

5. 最小损害　屈光手术多数情况下是在相对正常的眼组织上进行，需要将眼组织的损害降至最小，尽量避免以严重损伤一种组织为代价去获取屈光状态的矫正。

（二）屈光手术的视光学原则

屈光手术由于涉及屈光不正的矫正，使得这一类手术从一开始就必然与视光学紧密地结合在一起，许多原先在验配框架眼镜或角膜接触镜中使用的原则逐渐被用于屈光手术，并需要根据屈光手术的特点加以调适，反过来也因此而更加充实和发展了经典视光学。

1. 最佳矫正的原则　从视光学角度规划手术屈光矫正的预期值，应该遵从最佳矫正的原则。对于近视、远视或散光等屈光不正来说，能够通过最佳矫正获得清晰的视觉，既帮助病人达到了手术的目的，也符合视光学的原理，即最大限度发挥了人眼的视觉功能。对于多数年轻的近视和（或）伴散光病人，采用这一原则在临床上获得高满意度；对于另一些病人，遇到由于调节或年龄所致的调节问题时并不应怀疑这一原则，而是要同时考虑到下述原则，综合进行规划，制订最佳的屈光手术方案。这符合视光学第一原则：清晰用眼。

2. 合理欠矫的原则　由于个体差异，或主要是在年龄上的差异，在手术规划时需要考虑对年龄大的近视病人采用合理欠矫的原则。这主要是由于考虑到长期戴近视眼镜者的储备调节力比正常人低，若不考虑欠矫的设计，部分 35 岁以上的病人可能会在术后出现远视力良好而近距离用眼困难的情况。这一原则也适用于采用单眼视（monovision）或者微单眼视（mini monovision）方法的病人，通常一眼（主视眼）足矫以利于看远，另一眼轻度欠矫以便于看近。对这部分病人采用合理欠矫的手术规划，能够使他们满意，预防或改善术后视疲劳，符合视光学的第二原则：舒适用眼。

3. 双眼平衡的原则　为了获得双眼单视和具有良好的双眼视功能，在手术规划时还需遵循双眼视功能平衡的原则。形成正常的感觉融像和运动融像的必备条件包括双眼视功能正常并相当，右眼和左眼的视网膜像大小、照明和颜色一致，双眼球运动匹配并将同一注视目标的视网膜像落在双眼的黄斑。在规范的验光配镜中实现双眼屈光度数的平衡是双眼视功能平衡的第一步，此外还需考虑隐斜、调节与集合、优势眼、立体视觉及视轴等因素对双眼视功能的影响，使得双眼之间协调合作，从而获得良好的双眼视觉，在一定程度上预防术后视疲劳。因此，在手术规划时若不考虑双眼视功能平衡，则可能无法确保为病人贯彻视光学的第三原则：持久用眼。当然，不能持久用眼的，自然也就不舒适，甚至不清晰。

因此，从视光学角度来看，如果病人不能达到清晰、舒适、持久的视光学原则要求，再漂亮的手术也不能算是成功的屈光手术。随着白内障手术向屈光手术发展，人们自然要提高对手术的要求，而且要求还将会越来越高，必然需要根据这些原则来开展精准屈光性白内障手术。

三、屈光手术的矫治范围及特点

屈光手术的矫治范围主要包括以下五个方面：

1. 离焦，包括近视、远视。
2. 单纯散光或复合散光。
3. 球差等轴上高阶像差。
4. 彗差或三叶草等轴外高阶像差。
5. 老视（恢复全程视觉）等。

屈光手术具有以下七个主要特点：

1. 病人期望值高。
2. 病人需充分了解手术效果及危险性，理解手术局限性。
3. 安全性、有效性和准确性高。
4. 手术器械精良，更新快。
5. 从业人员需要系统专业培训。
6. 严格掌握手术适应证。
7. 尽量避免并发症。

人们希望获得的理想屈光手术应该符合以下要求：

1. 安全，视觉质量无下降。

2. 有效。

3. 精准、预测性好。

4. 效果稳定。

5. 保持眼球结构完整。

6. 手术无痛苦。

7. 手术损伤小，术后反应轻。

8. 恢复快。

9. 可逆。

10. 可调整。

11. 满足个体的全天候需求，适用于各种亮度、对比度环境。

12. 全程视力矫正，适用于远中近各种距离。

对于精准屈光性白内障手术，需要充分考虑屈光手术的主要特点，尽可能多地在屈光手术的矫治范围内规划和实施手术，使其越来越接近理想屈光手术的要求。

第二节　视觉质量及其评估体系

人眼有众多因素可影响屈光手术前后的视觉质量，主要包括以下三方面：

1. 屈光介质　属于光学系统的光通道因素，包括各屈光介质表面不理想、屈光介质内容物不均匀或密度改变（泪膜质和量、角膜混浊或密度、晶状体混浊或密度、房水和玻璃体）、屈光介质不同轴、屈光介质前后移动（角膜和晶状体厚度、玻璃体腔及前后房深度变化）、屈光介质增减或置换（有晶状体眼人工晶状体植入、晶状体摘除或置换）。

2. 瞳孔直径　属于光学系统的光阑因素。

3. 视网膜位置　属于光学系统的成像平面因素。

为了全面评估人眼的视觉质量，需要建立视觉质量评估体系。视觉质量评估体系包括主观和客观两方面：

一、视觉质量主观评估

1. 视力（visual acuity，VA）　是指人眼分辨外界物体精细结构的能力，也称视觉分辨力，是人眼形觉敏感度的度量。视力检查是最基本的视功能检查，包括远、中、近距离的视力。视力检查不仅是屈光手术效果的主要评判指标之一，也是及时反映屈光力改变的信号，例如屈光手术的安全性及有效性就以裸眼视力和矫正视力作为评判指标。

远视力检查建议使用标准对数视力表，这是我国通用的视力表国家标准。标准对数视力表是在我国缪天荣教授所发明的对数视力表（1958 年）的基础上按照国家标准编制程序制定而成。标准对数视力表含远视力表和近视力表，根据五项主要标准来设计：

（1）视标采用三划等长的文盲**E**。

（2）采用 1′ 视角作为正常视力标准。

（3）检查距离远视力表为 5m，近视力表为 25cm。

（4）视标大小排列按几何级数（等比级数）增减，增率为 $\sqrt[10]{10}$，即每两行之间按 1.2589 倍增率增减，每 10 行增减 10 倍。

（5）视力记录按 0.1 增率的算术级数（等差级数）增减，即以视角的对数值来表达视力，且以常数 5 减去视角的对数值作为该视力表的视力记录值，即采用缪氏五分记录法（5-degree notion）。

五分记录法公式为：$L = 5 - \log a$，式中 L 为视力的五分记录值，log 为以 10 为底的对数，a 为视角，单位为分（′），即 1/60 度（°）。

按五分记录法，5.0 代表正常视力，即 1′ 视角的视力，相当于小数记录 1.0；4.0 代表 10′ 视角的视力，相当于小数记录 0.1；3.0 代表 100′ 视角的视力，相当于小数记录 0.01 或数指 /50cm；2.0 代表 1000′（约 16.7°）视角的视力，相当于手动；而 1.0 则代表 10 000′（约 166.7°）视角的视力，相当于有光感；0 则代表无光感。五分记录法以简单明了和规则的记录方法使视力记录成为一个完整的体系，有利于统计分析和改变检查距离使用（表 1-2-1）。

表 1-2-1　走近标准对数视力表检查视力的对照表（以第一行为目标时）

距视力表（m）	4.0	3.0	2.5	2.0	1.5	1.2	1.0	0.8	0.6	0.5
五分记录值	3.9	3.8	3.7	3.6	3.5	3.4	3.3	3.2	3.1	3.0

近视力检查可以使用标准对数视力表的近视力表，也常见使用 Jaeger 近视力表。

2. 对比敏感度（contrast sensitivity，CS）　人眼的视功能不仅包括传统视力表所测的视力，还包括视觉系统对所视物体与其背景的亮度差（对比度）的分辨能力。传统视力表检查的视力仅反映黄斑对高对比度小目标的分辨能力，无法衡量视觉系统在不同明暗对比度变化下对不同空间频率的物体的识别能力。对比敏感度检查的是人眼对于各种不同空间频率图形所能分辨的对比度，比视力检查能够更敏感、更真实地反映视功能情况，更符合人眼视觉的实际环境，可更全面地了解人眼的形觉功能，已成为评价屈光手术的重要指标之一。

对比敏感度检查设备主要有：

（1）正弦波条纹显示器，例如 CGT-1000。

（2）光栅图片，例如 CSV-1000、FACT、OPTEC 6500 等。

（3）透射式光栅简易装置，例如 200-Seies Vision Tester 等。

CSV-1000 对比敏感度仪是目前对比敏感度检测的金标准。在最佳矫正视力下，在暗室里检查明视、明视＋眩光、暗视、暗视＋眩光四种状态下的CS，经换算后进行统计分析。

对于白内障病人，由于晶状体混浊引起散射，使视网膜成像的对比度下降，所测的 CS 值下降。CS 的改变与晶状体混浊的类型、部位、瞳孔大小有关。白内障术后的 CS 和眩光 CS 均上升。如果适应证选择得当，大瞳孔下，非球面人工晶状体的 CS 明显优于球面人工晶状体。

CS 检查的缺点是依赖于受检者的主观配合，检查速度慢，在测试过程中容易产生视疲劳。检查结果受到瞳孔大小影响。瞳孔大小决定进入眼内的光总量，恒定的瞳孔大小是检查结果是否可靠的前提。此外，CS 检查结果还受年龄、教育程度等的影响。

3. 对比度视力（contrast visual acuity）　所采用的视力表的对比度不同。这一方法与传统视力表检查类似，比 CS 检查更易为受检者所熟悉和理解。有两种检查方法：

（1）保持空间频率不变，测定主观判断刚能看到某个空间频率图形的对比度阈值。通常采用正弦条纹图，条纹的明暗变化呈正弦曲线，明暗之间逐渐移行。由于是通过条纹的明暗对比变化来测量，受检者相对难以熟悉和理解。

（2）保持对比度不变，测定能辨识的空间频率的阈值。通常采用方形条纹图，条纹的明暗之间截然分明，无移行区。由于在现实生活中方波比正弦波条纹常见，而且方波条纹边缘能增强视知觉，使得视觉系统感到暗区更暗、亮区更亮。

检查对比度视力的仪器有 MFVA 多功能视力测量仪、Lea 对比度视力表等。

检查对比度视力必须先矫正屈光不正，否则会由于视网膜像的离焦效应，像的对比度与物体对比度反转，像的暗区转为亮区，亮区转为暗区，导致假性分辨力。

4. 双眼视功能　屈光手术需关注双眼视功能的平衡协调，合理规划手术，以解决调节过度或不足、会聚不足或过度、隐斜等双眼视功能问题，预防术后发生与之相关的视疲劳。

双眼视功能异常和障碍常需以下检查，以了解调节功能：

（1）调节幅度（单 / 双眼）（amplitude of accommodation，AMP）：是指眼所能产生的最大调节力，单眼和双眼的调节幅度有所不同，因此要分别测定。

（2）融合性交叉柱镜（fusional crossed cylinder，FCC）：试验性近附加度数可通过在综合验光仪上使用融合性交叉柱镜的方法测定，结合正负相对调节可以精确确定受检者的近附加度数。

（3）调节灵活度（accommodative facility）：单位时间内调节放松与调节紧张连续交替变化的能力，是调节的一种动态指标，反映了术眼调节的灵活程度。

（4）负相对调节（negative relative accommodation，NRA）/ 正相对调节（positive relative accommodation，PRA）：是指在同一集合平面，调节能够放松与增加的最大幅度，反映了在固定工作距离上的调节储备量。两者都是在屈光矫正的基础上双眼同时视状态下进行的，一般在阅读距离（40cm）下测量，前者在眼前逐步加正镜片，后者在眼前逐步加负镜片，通过对两者的测定，结合 FCC 可以精确确定受检者的近附加度数。

必要时检查会聚功能和融像等，包括 von Graefe 方法（水平垂直、远近）、BI/BO 测量、动态检影镜检查、眼位、融像范围（双眼集合和散开的能力）、聚散灵活度（集合和散开转换的速度）和立体视觉等。

从调节因素考虑，可以这样来规划手术：长期戴镜的近视眼术后近阅读所需调节比术前增加，因此对老视和老视前期的近视病人，术前应充分考虑其近阅读的需求，特别对于一些近距离工作职业者，可预留适当的近视度数。与近视相反，术前远视眼术后近阅读所需调节比术前减少。

对于术前习惯佩戴框架眼镜的病人，术后去除眼镜不仅改变了其原有的调节状态，也改变了集合需求，有可能出现与聚散相关的双眼视问题，同样需要在手术规划时引起重视，避免术后出现与之相关的视疲劳等症状。

5. 量表（questionnaire）　病人在屈光手术后出现的光干扰现象（如光晕、眩光等）多为主观感受，若单纯使用视力、CS 等指标还不足以全面评价主观感受。视觉相关的生活质量（vision-related quality of life，VRQoL）可以较全面地评估术后 CS 下降、光晕、眩光等问题对视觉质量的影响，反映病人真实直接的视觉感受。VRQoL 量表主要包括屈光矫正手术对生活质量的影响问卷（quality of life impact of refractive correction，QIRC）、视觉屈光状态概况（refractive status vision profile，RSVP）和美国眼科研究所屈光不正生存质量调查表（National Eye Institute refractive error quality of life，NEI-RQL）等。

2010 年由英国 McAlinden 等研发的视觉质量量表（quality of vision，QoV），可用于评价导致视觉质量问题的所有类型的屈光矫正、眼科手术和眼病病人的主观视觉质量。该量表包括 10 个症状，分为频率、严重程度、困扰程度 3 个问答形式，共 30 个条目，每个条目分为 4 个等级选项（没有/一点也不，偶尔/轻度，时常/中度，很频繁/重度），每个选项的分值分别为 0、1、2、3。各个条目得分的总和为该病人视觉质量的总分。该量表对涉及的 6 个视觉症状配有标准照片来说明，有助于病人对照区分每一症状之间的差别。已经通过 Rasch 分析验证该量表应用于白内障人群的精确性、可靠性和内部一致性较好。

生活质量调查问卷以及病人报告结局（patient reported outcomes，PROs）是病人对疾病所造成影响的自我感觉以及对治疗结果满意度的主观评价。美国 FDA 将 PROs 认定为临床试验终点的重要指标之一。目前 PROs 已应用于临床试验、卫生政策的制定、卫生资源效益的评价等方面。黄锦海等研究出了适合国人的中文版 VF-14 量表（Chinese version VF-14，VF-14-CN，详见附录一），并应用于我国的白内障病人。

二、视觉质量客观评估

1. 波前像差（wavefront aberration，WA） 是指实际波面和理想波面之间的光程差（通常以 μm 为单位），又称为波阵面像差，可用 Zernike 多项式表示（图 1-2-1）。Zernike 多项式的各项相叠加构成总像差。屈光状态会影响波前像差（图 1-2-2）。

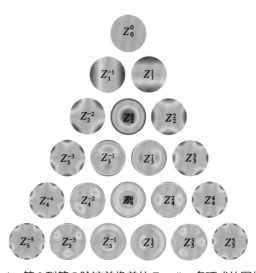

图 1-2-1　第 0 到第 5 阶波前像差的 Zernike 多项式的图像表达

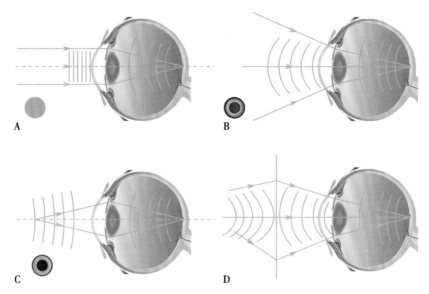

图 1-2-2　屈光状态对波前像差的影响

A. 无像差的正视眼，波前是垂直于光线的完美平面；B. 远视眼的波前呈山状（凸面），即中央比周边更靠前；C. 近视眼的波前呈碗状（凹面），即周边比中央更靠前；D. 不规则散光眼的波前是不规则的，形状复杂

　　人眼总像差包括角膜像差（corneal aberration）和眼内像差（intraocular aberration）。常用的像差指标包括低阶像差、高阶像差（higher-order aberrations，HOAs），后者包括球差（spherical aberration）、彗差（coma）和三叶草像差（trefoil）等。基于 Tscherning 或 Hartmann-Shack 等原理的像差仪检测的是人眼总像差。基于 Scheimpflug 原理的旋转照相系统追踪角膜高度图变化，采用光路追迹（ray tracing）技术可以获得角膜前表面和后表面的像差（图 1-2-3、图 1-2-4），可更全面且准确地评价角膜像差。

　　像差受年龄、测量偏心、眼调节和屈光度数等因素的影响。像差和瞳孔大小密切相关，瞳孔散大时高阶像差增大。临床工作中应重视间视（相对暗光）状态的瞳孔直径。瞳孔大小是影响视觉质量的一个重要因素，但并非单一因素。视觉质量还与人工晶状体光学区大小、屈光度数和个人敏感性等因素相关。未接受屈光手术的眼屈光系统中以低阶像差为主。屈光手术高阶像差的增加主要有以下原因：

　　（1）激光偏中心切削或人工晶状体偏心倾斜，与彗差增加有关。

　　（2）角膜激光术前的屈光度数与球差高度相关，屈光度数越高，需要切削的角膜越厚，造成角膜顶点球面性质的改变也越大，因此术后球差越大。

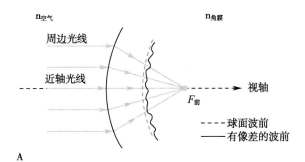

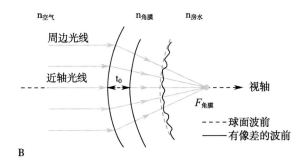

图 1-2-3　角膜前表面和全角膜的光路追迹
A. 角膜前表面，使平行光线折射到前表面焦点（$F_{前}$）；
B. 全角膜，使光线折射到角膜焦点（$F_{角膜}$）

（3）传统角膜激光近视治疗使角膜表面产生正球差，而远视治疗产生负球差。

（4）球面人工晶状体植入带来正球差。

（5）人工晶状体的偏心和倾斜等引入散光和彗差等轴外像差。

（6）角膜激光有效切削区和过渡区、人工晶状体光学区和瞳孔大小等均可影响像差。

（7）术后泪膜不稳定可增加高阶像差。

从手术规划的角度，可以将像差以轴上像差和轴外（非轴上）像差、"规则"的低阶像差和"不规则的"的高阶像差进行归纳（表 1-2-2），以便于屈光手术医师在临床上分析并处理常见的四类问题：

①离焦（球镜），可矫正。

②散光（柱镜），可矫正。

③球差样高阶轴上像差，可矫正或减少引入。

④彗差样和三叶草像差等高阶轴外像差，一定程度上可矫正或避免引入。

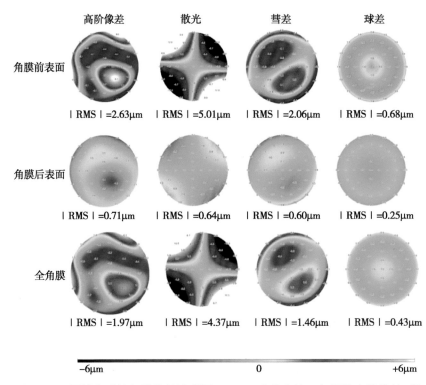

图 1-2-4 圆锥角膜的角膜像差模式图（6.0mm 瞳孔直径），包括总高阶像差、散光、球差和彗差，体现了角膜后表面像差的补偿效应

表 1-2-2 像差的归纳

	轴上像差	轴外像差
低阶像差	离焦（Z4）	散光（Z3/Z5）
高阶像差	球差（Z12）	彗差（Z7/Z8）等

波前像差还可用于 IOL 的设计，通过相反的高阶像差中和角膜的高阶像差。优化的、长椭球形状的非球面 IOL 具有固定大小的负球差，可补偿角膜的正球差以提高视觉质量，尤其是 CS 和间视的视觉质量。未来考虑角膜全部高阶像差在内的定制化 IOL，尤其适用于角膜激光屈光手术后的病人。人工晶状体良好的居中和最小程度的倾斜是减少术源性像差、实现 IOL 像差矫正的良好视觉效果的前提。IOL 明显倾斜将导致不可忽视的眼内彗差。尽管减少 HOAs 对于保障光学成像质量很重要，但同时也将减少景深，手术规划时需根据病人的实际情况来综合考虑成像清晰度和景深。

2. 点扩散函数（point spread function，PSF） 是指点光源经过眼球光学系统后在视网膜上的光强分布函数。像点的光强度由点光源的光强度、瞳孔大小和在眼内介质中的吸收丢失量决定。PSF 由调制传递函数（modulation transfer function，MTF）和相位传递函数（phase transfer function，PTF）整合得到。

瞳孔直径小于 2.0mm 时，影响 PSF 的主要因素是衍射；当瞳孔直径逐渐增大时，衍射的影响逐渐减小，像差成为影响 PSF 的主要因素（图 1-2-5）。PSF 综合考虑了像差、衍射和散射的影响，可以更全面、准确和客观地评估视网膜的成像质量，且重复性好。

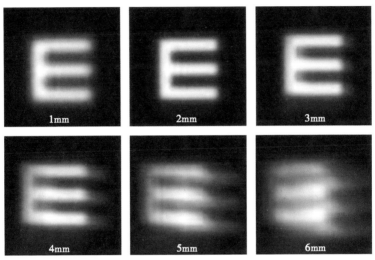

图 1-2-5 瞳孔大小对视觉质量的影响

有像差眼的 PSF 模拟示意图。瞳孔直径由 1mm 增大至 2mm 时，由于衍射减小，PSF 变小；随着瞳孔直径继续增大，PSF 也增大

波前像差仅反映成像位置的偏差。对于光强度变化明显的眼，像差评价可能高估成像质量。PSF 可同时反映光强度大小和位置的偏差，比波前像差更接近真实地评估成像质量。

3. 调制传递函数 是指不同空间频率下像与物对比度之间的差异，即视网膜上所成像与实际物的对比度比值。它反映了光学因素对成像质量的影响，即光学系统对不同空间频率的传递能力，范围为 0～1。

当空间频率增高达到一定值时，光学系统的传递能力会达到最低，成像最模糊，即到达分辨率极限，此时的空间频率即为该光学系统的调制传递函数截止频率（modulation transfer function cutoff frequency，MTF cutoff），单位是 c/deg。MTF cutoff 值越高，表明此能力的极限越大，光学系统的光学传递

13

能力越强。

与对比敏感度函数（contrast sensitivity function，CSF）相比，MTF只反映经过人眼光学部分后视网膜像对比度的丢失，仅代表眼球整个屈光系统的光学质量，不受视网膜神经通路传递的影响，是一种客观评估成像质量的指标。正常人双眼的MTF表达具有镜像对称性。MTF检查对病人的配合程度要求相对不高，测量时间短。

4.杂散光（straylight） 是指远离吸收光的其它波长的入射光。人眼常见的是眼散射（ocular scattering），是指光线经过眼部结构（角膜、巩膜、虹膜、晶状体、玻璃体、视网膜）时由于眼部结构的非均匀性而发生散射的现象（图1-2-6）。散射光可以形成光幕，投射到视网膜上，降低物像的对比度，影响视觉质量。

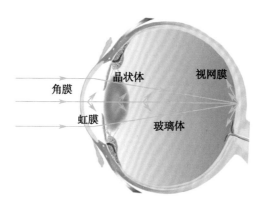

图1-2-6 眼散射的来源

眼表散射主要来源于泪膜。眼内散射主要来源于角膜、晶状体、玻璃体和眼底等，其中角膜和晶状体的散射占绝大部分。

眼内散射是失能性眩光的主要原因，可引起多种视觉不适。在PSF中，低阶和高阶像差主要体现在1°以内的区域（其中大部分高阶像差在1°以外），与视敏度和CS的检测范围有重叠，而与散射界限相对清晰，因此散射是评价视觉质量的重要的独立指标。

对比补偿法（compensation comparison method）是基于国际照明委员会视网膜散射光定义的心理物理学测量方法，即在周边与视轴成一定角度设置一闪烁光源模拟散射光干扰，在中央设置与眩光源反相的补偿闪烁光源对眩光源进行补偿，将中心补偿光分成两个半圆，通过改变两个半圆补偿光的亮度，让受检者判断哪个半圆较亮（图1-2-7），获得一系列的测量值，运用最大似然比原理拟合散射光曲线，从而确定散射光值。基于该原理的散射光测量仪器

C-Quant 具有非接触、临床重复性较好的优点，但是需要受检者对图像变化作出反应，对理解能力和配合程度要求较高，视力下降会使测量的准确性下降，且测量时间较长，易疲劳，也可因瞬目不足引起的泪膜不稳定而影响测量的准确性。

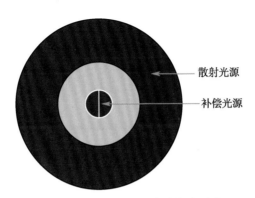

图 1-2-7　C-Quant 对比补偿法测试

5. 双通道客观视觉质量分析：见本章第三节。

视觉质量评估在屈光手术规划中的价值主要体现在以下方面：

1. 对于初次手术病人，根据评估结果确定手术价值，确定手术方式，进行手术量等的个性化设计。

2. 对于术后病人，根据主客观表现的不同程度，判定手术质量（成功与否、成功程度），确定是否需要再手术（再手术能否进一步提高视觉质量）；再手术时，采用视觉质量的客观检查数据进行眼球光路中某一光学面的精准修正，直接改善其视觉质量。

3. 再次手术后，客观检查结果可直接反映病人主观症状改善的缘由。

时代的进步与技术的发展对屈光手术提出了更高的要求，成功的屈光手术，不仅要注重其安全性、有效性、准确性、稳定性，更应当要以有效提高病人的视觉质量、改善视功能为目的，并将这些要求真正体现在手术规划和实施中。

第三节　　双通道客观视觉质量分析

一、双通道技术原理

Flamant 在 1956 年提出双通道技术在眼科中用于点扩散的测量，其设计原理是点光源经过若干次反射后第一次通过人眼屈光介质在视网膜上成像，随后视网膜像的反射光线再经原通路返回，被系统收集分析，获得视网膜成像的光能分布数据。随后 Westheimer 等在 1994 年提出可通过分析双通道图像的能量分布来研究像差和眼内散射对视网膜像质的综合影响。目前国内外基于双通道原理设计的客观视觉质量分析系统是西班牙的客观视觉质量分析系统Ⅱ（optical quality analysis systemⅡ，OQASⅡ），原理见图 1-3-1。点光源通过人眼的屈光介质到达视网膜即为单通道，而光线从视网膜再反射并被系统收集则形成了双通道系统，通过对点光源在视网膜上的成像形状及不同区域的光能分布的分析，可以反映像差和散射对人眼光学质量的综合影响。

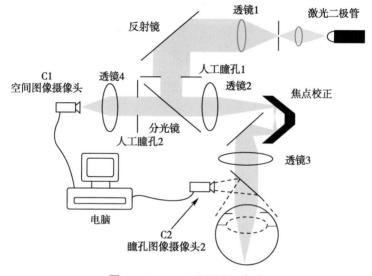

图 1-3-1　OQASⅡ原理示意图

这个系统通过双通道技术直接采集点光源在视网膜所成的像进行分析，获得了点扩散函数、调制传递函数、客观散射指数、斯特列尔比和模拟不同对比度（100%、20%、9%）的视力等光学参数。

二、主要参数指标

1. 客观散射指数（objective scatter index，OSI）　是指该系统检测视网膜像的周边光强度与中央峰值光强度的比值，即 12 弧分到 20 弧分视角之间区域的环形光强度与中央 1 弧分视角区域的光强度之间的比值（图 1-3-2）。

OSI 反映了全眼屈光介质的透明度和各界面的光滑度。测量值常介于 0.0 至 20.0 之间，正常眼的 OSI 一般低于 2.0，随着年龄增加有上升趋势。OSI 值

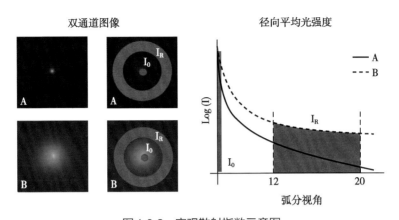

图 1-3-2　客观散射指数示意图

12 弧分与 20 弧分视角之间区域的环形光强度与中央 1 弧分视角区域的光
强度之间相比，B 比 A 要大，B 散射更大，图像更模糊

越高，散射越明显。散射可影响视觉质量，如果忽略了散射，对于存在明显散
射的病人就会出现主客观检查结果不符的情况。

　　眼内散射可分为正向散射（前散射）和反向散射（后散射），正向散射是指
光线经过屈光介质向视网膜方向散射的部分，它在视网膜上形成了光幕，造
成视觉质量的下降。OSI 的测量包含正向散射。反向散射是指从眼底向角膜
方向的散射部分，通常被用于观察眼内组织结构的情况，例如医师所见裂隙
灯检查影像。双通道客观视觉质量分析系统是目前唯一能直接客观测量正
向散射的工具。

　　2．调制传递函数　双通道客观视觉质量分析系统显示的 MTF 是由点
扩散函数经过傅里叶变换而获得的，一般随着空间频率的增大而逐渐降低
（图 1-3-3），即空间频率越高，光学系统的传递能力越低，视网膜像与实际物
的对比度降低，成像变模糊，MTF 值下降，即反映视觉质量下降。

　　在双通道客观视觉质量分析系统中，考虑到仪器对背景噪声的识别能力
限制，将 MTF 为 0.01 时对应的空间频率设定为 MTF cutoff，表示人眼 MTF
曲线在空间频率达到该频率值时，就会到达分辨率极限，即 MTF 值趋向于
零。MTF cutoff 值可以反映屈光系统成像质量，MTF cutoff 值越高，视觉质
量越好。双通道客观视觉质量分析系统 MTF cutoff 的正常值≥30c/deg。

　　3．斯特列尔比（Strehl ratio，SR）　是指在相同光阑直径时实际光学系统
（有像差）所成的像与理想完美光学系统（无像差）的理想高斯像点之间的光
强度之比（图 1-3-4）。SR 反映了光学系统的像差对所成像的中心点光强度的
影响，可作为评价光学系统成像质量的一个指标。

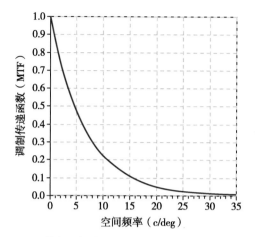

图 1-3-3 双通道客观视觉质量分析系统的调制传递函数示意图
横坐标表示空间频率,从 0c/deg 到 35c/deg 的范围内以 5c/deg 为
级距,纵坐标表示 MTF 值,1.0 为最大值,可见随着空间频率的
增加,MTF 值逐渐下降,并趋向于 0,成像变模糊

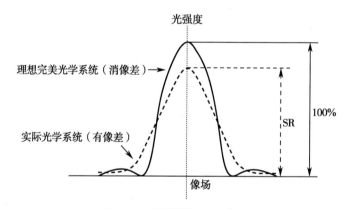

图 1-3-4 斯特列尔比示意图
实线曲线代表理想完美光学系统,虚线曲线代表实际光学系统,
纵坐标为光强度,当实线曲线光强度达到 100% 时,虚线曲线光强
度并未达到 100%,其所达到的光强度与 100% 相比即为斯特列尔
比值

SR 的数学计算值也可以认为是 MTF 曲线下的面积。MTF 曲线下的面
积越大,SR 值越大。SR 值在 0 到 1 之间,值越大,视觉质量越好。当 SR=1
时,达到完美无像差,此时光学系统是仅受衍射影响的完美光学系统。对于
一个光学系统来说,若 SR 值大于 0.8,则可以认为此光学系统为衍射限制
系统。

4.模拟对比度视力（Predicted VA）　是指双通道客观视觉质量分析系统测得的三种对比度下的视力（Predicted VA 100%、Predicted VA 20%和Predicted VA 9%，图1-3-5），仪器根据所得视觉质量参数可以计算出不同对比度下受检者的模拟光学视力，反映了视网膜之前的纯光学系统的客观视力。

	Decimal	Snellen
Predicted VA 100%:	1.1	20/18
Predicted VA 20%:	0.8	20/25
Predicted VA 9%:	0.5	20/40

图1-3-5　模拟对比度视力测量结果示例图

图中 Predicted VA 100%、Predicted VA 20%、Predicted VA 9% 可分别反映该受检者在白天、黄昏、夜晚的对比度视力

双通道客观视觉质量分析系统的模拟对比度视力对应眼科实践中常用的 100%、20% 和 9% 的三种对比度状态，分别与 MTF 值为 0.01、0.05、0.1 时的空间频率相关联，其中 Predicted VA 100% 是通过 MTF 截止频率除以 30cpd 计算得出，反映人眼纯粹从光学方面考虑所能达到的视力（不考虑神经机制）；Predicted VA 20% 由 0.05MTF 值对应的空间频率除以 30cpd 计算得出，反映对比度为 20% 时的视力；Predicted VA 9% 由 0.1MTF 值对应的空间频率除以 30cpd 计算得出，反映对比度为 9% 时的视力。

5.平均客观散射指数（mean objective scatter index, Mean OSI）　是指双通道客观视觉质量分析系统通过连续测量一段时间的散射，获得这段时间里每个时间点的 OSI 值，将这些 OSI 值取平均值即获得平均客观散射指数，用于描述受检者的泪膜光学质量。

双通道客观视觉质量分析系统可每隔 0.5 秒一次进行 OSI 的连续性测量，持续 20 秒，记录 40 幅视网膜像。Mean OSI 是整个 20 秒客观散射指数的平均值。双通道客观视觉质量分析系统也可用客观散射指数曲线直观地描述 20 秒内光学质量变化的情况。

泪膜组成的改变可引起散射变化，从而导致 OSI 值的改变。由于短期内人眼的其他屈光介质（角膜、晶状体等）保持相对稳定，20 秒内 OSI 的动态变化主要来源于泪膜光学质量的变化。因此，通过对连续测量的 OSI 数值进行统计分析和图形分析可以对泪膜光学质量进行客观评价。Mean OSI 减去基础 OSI 测量值可得到泪膜客观散射指数（tear film objective scatter index, TF-OSI），一般来说，TF-OSI<0.6 为健康眼，0.6～1.2 之间为临界干眼，≥1.2 为干眼。

6.伪调节和调节范围　双通道客观视觉质量分析系统可以在客观验光后远视力矫正的基础上，在 −0.50D～+3.50D 的 4D 范围内以 0.50D 为级距给予受检者一定的调节刺激，采集分析不同调节刺激对应的视网膜像，分析计

算调节范围（图 1-3-6）。需要注意的是，不同于经典视光学理论的调节幅度定义，双通道客观视觉质量分析系统以从最佳聚焦点（0.00D）至 MTF 减少 50% 时的屈光度数值作为调节范围。双通道客观视觉质量分析系统测量的调节范围正常值为≥1.00D。

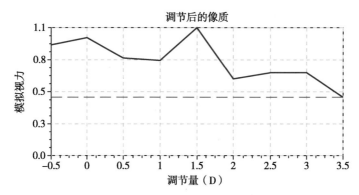

图 1-3-6　伪调节测量结果示例图

图中横坐标为调节刺激，从 −0.50D 到 +3.50D 的 4D 范围内以 0.50D 为级距。纵坐标为 100% 对比度下的模拟视力，即 Predicted VA 100%，以最佳聚焦点（0.00D）为基准，MTF 减少 50% 时（即 Predicted VA 100% 减少 50%，如图中红线所示）的屈光度数值作为调节范围，图中调节范围为 3.5D

　　双通道客观视觉质量分析系统测量的是一个面上的所有光学特征，综合了散射、像差和衍射的影响，获得最接近真实的点扩散函数，测量的各项参数具有良好的重复性和再现性，是目前唯一可对视觉质量进行客观、综合、量化评价的仪器。这对于屈光手术领域具有重要意义，在白内障手术向屈光性白内障手术转变的过程中尤其具有特殊的重要价值。

（王勤美）

第 二 章

精准的眼生物测量

眼部生物结构测量（ocular structure biometry）是指采用仪器对眼球的结构参数进行测量，从而达到为疾病的诊断和治疗提供依据的目的。随着精准屈光性白内障手术时代的来临，眼生物参数测量的精准性备受关注。

第一节　眼生物参数

眼部生物参数包括泪膜厚度、角膜厚度（corneal thickness，CT）、角膜曲率（keratometry，K）、角膜非球面 Q 值、角膜直径（corneal diameter，CD）/ 白到白距离（white to white，WTW）、瞳孔直径（pupil diameter，PD）、前房深度（anterior chamber depth，ACD）、晶状体厚度（lens thickness，LT）、玻璃体腔长度、眼轴长度（axial length，AL）和视网膜厚度等，本节介绍与白内障相关的重要且常见的参数。

一、眼轴长度

眼轴长度有两种定义，一种是沿着光轴从角膜前表面到视网膜色素上皮（retinal pigment epithelium，RPE）层的距离（光学测量）；另一种则为角膜前表面到内界膜的距离（声学测量）。

二、角膜厚度

角膜位于眼球前壁，解剖上从外向内分五层：上皮细胞层、前弹力层、基质层、后弹力层和内皮细胞层。角膜厚度是指角膜前后表面的距离。角膜厚度并非均一，中央部最薄。

三、角膜曲率

角膜作为屈光介质，是眼光学系统中重要的折射面之一。角膜屈光力取决于角膜曲率及角膜、空气之间折射率的差异。角膜中央瞳孔区各点的曲率半径基本相等，而中央区以外的区域较为扁平，各点曲率半径也不相等。K值的精确测量对于计算 IOL 的屈光度数、角膜屈光手术的设计以及角膜疾病的诊断至关重要。

四、角膜直径

又称白到白距离，为角膜缘边界的水平距离。白到白距离的测量对于白内障手术及有晶状体眼 IOL 植入术十分重要，此外也有助于某些眼部疾病的诊断，例如先天性青光眼、小角膜等。

五、前房深度

前房深度为角膜上皮至晶状体前囊的距离，而房水深度（aqueous depth, AQD）为角膜内皮至晶状体前囊的距离，二者有一定区别。前房深度、房水深度的测量对于闭角型青光眼、IOL 屈光度数的选择以及 toric IOL 的计算至关重要。

六、角膜非球面 Q 值

角膜并非一个理想球面，而是中间凸、周边相对平坦的非球面，Q 值可被用来表示其非球面性。对于角膜中央曲率比周边曲率陡的，Q 值为负值（-1<Q<0）；反之，Q 值为正值（Q>0）。Q 值因人而异，相对来说，太高或太低都会影响视觉质量，导致夜间视觉问题。Q 值的测量误差将会影响 IOL 植入术后屈光预测的准确性。

七、晶状体厚度

晶状体厚度是指晶状体前后表面的距离。晶状体厚度可随睫状肌收缩或舒张而增加或变小。晶状体厚度的测量对白内障手术及 IOL 屈光度数计算具有重要意义。

第二节　检查设备及其原理

目前，眼生物测量仪主要包括超声生物测量仪及光学生物测量仪两大类。本节将介绍临床上常用的生物测量仪的原理、特点，以及测量的眼生物学参数。光学生物测量仪主要包括 IOLMaster 系列、Lenstar 以及 OA-2000，同时将对其他光学生物测量仪做简要概述。

一、超声生物测量仪

超声波测量眼生物学参数的基本原理是探头发出超声波后,声波会在不同的界面(如角膜前、后表面)发生反射,探头再接收反射回来的超声波,得到时间 T,根据 $S=VT/2$(S:路程;V:声速;T:时间)算出声波行进的距离,从而得到目标的眼生物学参数,如中央角膜厚度、眼轴长度等。一般采用 A 超(图 2-2-1),分为直接接触式和间接浸润式。

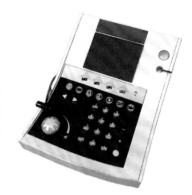

1. 直接接触式 A 超 表面麻醉后,垂直地将探头与角膜接触,测出多组数据后取平均值以获得眼生物学参数。直接接触式 A 超在临床诊断上具有非常突出的优点,如操作简便、准确性较高、设备价格相对低廉;但同时也存在明显的缺点,如需要滴表面麻醉剂、依赖操作者的经验与技术(探头与角膜接触的位置、探头与角膜是否垂直等)、探头压迫

图 2-2-1 直接接触式 A 超

角膜会使测量数值不准确、有角膜擦伤的风险等。

2. 间接浸润式 A 超 在眼杯中注入人工泪液等液体后将探头浸入眼杯,从而测量眼生物学参数。相比直接接触式 A 超,间接浸润式 A 超减少了探头压迫角膜、角膜擦伤的风险,测量数值更准确,但是由于使用了眼杯,价格相对更高、病人舒适度相对欠佳。

二、光学生物测量仪

1. IOLMaster 1999 年,Haigis 等基于部分相干光干涉成像(partial coherence interferometry,PCI)技术研制出世界上第一台光学生物测量仪 IOLMaster。此后非接触式光学生物测量仪逐渐得到关注,使眼生物测量迈入了一个全新的阶段。IOLMaster 基于双光束 PCI 技术,利用多模半导体激光器(multi-mode laser diode,MMLD)发射 780nm 波长的近红外激光来测量眼轴,测量的是角膜前表面到视网膜色素上皮层间的距离。

IOLMaster 的非接触式测量避免了对泪膜的破坏,能较准确地聚焦于黄斑中心凹,提高了准确性。IOLMaster 是现今适用范围较广,认可度较高的光学生物测量仪,被认为是眼光学生物测量仪中的"金标准"。之后的 IOLMaster 500(图 2-2-2)沿续 IOLMaster 继续使用 PCI 技术,在细节方面做了一些改进。

近年推出的 IOLMaster 700（图 2-2-3）则应用扫频光学相干成像（swept source optical coherence tomography，SS-OCT）技术，采用 1035～1077nm 波长可调谐激光测量眼轴长度，测量的范围为 14～38mm。IOLMaster 700 可以在整个眼球的范围内进行 OCT 成像和可视化，检查者可以查看眼球的完整纵切面来识别眼球形态学上的异常，例如晶状体脱位、视网膜脱离等；黄斑中央凹的成像可提示受检者在测量期间固视是否良好。SS-OCT 对混浊晶状体检出率高，测量准确。IOLMaster 700 内置丰富的 IOL 屈光度数计算公式，如 SRK/T、Haggis、Olsen 公式等，可以在测量完成时协助白内障医师选择 IOL 屈光度数。

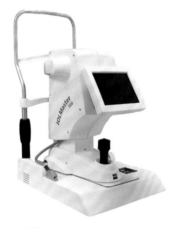 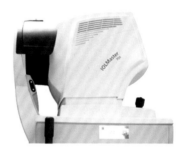

图 2-2-2　IOLMaster 500　　　　图 2-2-3　IOLMaster 700

2. Lenstar　2009 年，瑞士某公司研发了 Lenstar（图 2-2-4），采用光学低相干反射（optical low coherence reflectometry，OLCR）技术。OLCR 是一种基于弱相干光干涉原理的高分辨率分布式、光学后向反射（散射）测量系统。Lenstar 采用波长为 820nm 的光源，能产生较强的干涉信号，测量精确度极高，可以在相同界面下获得所有数据。与 IOLMaster 相比，Lenstar 简单、快速、准确，有较好的可重复性。其搭载了 Olsen 公式和 Barrett Toric 公式及其独特的 Hill-RBF 方法帮助眼科医师选择 IOL 屈光度数，合理规划白内障手术。

3. OA-2000　日本某公司采用波长为 1060nm 的扫频激光光源的傅里叶域 OCT（FD-OCT）成像原理测量眼轴长度。OA-2000（图 2-2-5）的参考臂固定，通过扫频光源中发出不同波长光谱的干涉信息，获得样本组织的纵向信息，提高了测量速度和信噪比。OA-2000 通过长波长激光进行测量，增强激光在混浊介质中的穿透力，从而增加了眼轴测量的检出率。同时 OA-2000 使用三维眼球轨迹追踪系统,能自动捕捉测量信息,提高了复杂眼病病人眼轴测量的准确性。

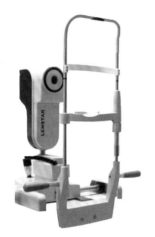

图 2-2-4　Lenstar

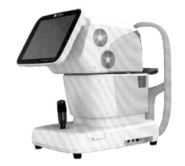

图 2-2-5　OA-2000

4.其他　临床上还有许多生物测量仪,如以 Scheimpflug 技术为主要原理,测量眼前节的 Precisio、Pentacam 标准版、Pentacam HR、Pentacam AXL;结合 Scheimpflug 技术和 Placido 环的 Sirius、Galileo。这两类设备主要侧重于角膜地形图的测量,对于优化选择 toric IOL 矫正散光有独特的优势。以 SS-OCT 为原理的 Argos(图 2-2-6),穿透性强,测量混浊白内障的成功率比其他仪器高;结合 PCI 与 Scheimpflug 技术的 AL-Scan(图 2-2-7)和 Pentacam AXL 有 PCI 与 Scheimpflug 的优点,既可以测量眼前节,也可以测量眼轴。

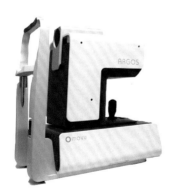

图 2-2-6　Argos

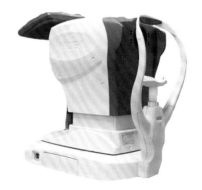

图 2-2-7　AL-Scan

市面上现有众多眼生物测量仪,医师需要了解各自的特点(表 2-2-1),正确选择并高效利用,为开展精准屈光性白内障手术奠定基础。

表 2-2-1　生物测量仪及其测量的眼生物参数

	CCT	K	WTW	ACD	LT	AL	PD
Aladdin HW	√	√	√	√	√	√	√
AL-Scan	√	√	√	√	×	√	√
Argos	√	√	√	√	√	√	√
Galilei G6	√	√	√	√	√	√	√
IOLMaster	×	√	√	√	×	√	√
IOLMaster 500	√	√	√	√	×	√	√
IOLMaster 700	√	√	√	√	√	√	√
Lenstar	√	√	√	√	√	√	√
OA-2000	√	√	√	√	√	√	√
Pentacam AXL	√	√	√	√	×	√	√
SW-9000	√	√	√	√	√	√	√
Sirius	√	√	√	√	×	×	√

CCT：角膜中央厚度；K：角膜曲率；WTW：白到白；ACD：前房深度；LT：晶状体厚度；AL：眼轴长度；PD：瞳孔直径

第三节　眼生物参数在精准屈光性白内障手术的应用

精准屈光性白内障手术时代的来临，使得医师和病人对术后视觉质量提出了更高的要求。其中，精准的眼生物参数测量是基础，也是关键。眼轴长度、角膜曲率、前房深度等眼生物参数是影响 IOL 屈光度数计算的主要影响因素。近些年，也有学者提出，角膜非球面性 Q 值与白内障术后屈光度数预测误差之间存在显著相关性。

一、眼轴长度

白内障病人的眼轴长度测量，一直以来都是白内障手术医师关注的重点。1992 年，Olsen 等研究了 584 例人工晶状体眼，提出 54% 的白内障术后屈光误差来源于眼轴长度测量。2008 年，Norrby 研究了更多的影响术后屈光误差的眼生物参数，发现随着 IOL 屈光度数计算公式的进步和新型光学生物测量技术的出现，眼轴长度测量对白内障术后屈光误差的影响占比约 17.03%。

目前，眼轴长度的测量主要有超声生物测量和光学生物测量两大类。近十多年来，光学生物测量的出现为临床眼轴长度提供了新的测量方法，常见的有基于 PCI 原理的 IOLMaster、IOLMaster 500、Pentacam AXL 和 AL-Scan，基于 OLCR 原理的 Lenstar 及基于光学低相干干涉（optical low coherence interferometry，OLCI）原理的 Aladdin 等。大量研究证实了 IOLMaster、IOLMaster 500、Pentacam AXL、AL-Scan、Lenstar、Aladdin 等在白内障病人眼轴长度测量中的准确性，但同时发现其在屈光介质混浊严重的重度白内障病人中检出率不理想，仍存在 35%～38% 的失败率，无法完全取代超声生物测量。黄锦海、王勤美、俞阿勇等学者研究发现，基于扫频 OCT 技术的新型光学生物测量仪的出现弥补了这一缺陷，被证实在重度白内障的眼轴测量上具有极高的成功率和准确性。

光学生物测量法因具有非接触、感染风险小、精确性高、多种参数同时一体化测量、便捷高效等优势而逐渐成为主流，但超声生物测量在某些病例的测量上仍具有重要意义，并不能完全被光学生物测量仪所取代。对于轻中度混浊的白内障病人，基于 PCI 原理、基于 OLCR 原理的设备可以作为首选，对于重度白内障病人，浸润型 A 超仍是眼轴长度测量的较佳选择。扫频 OCT 因其在拥有光学生物测量的诸多优点外，还对重度混浊白内障病人具有极高的眼轴检出率优势，而成为新时代眼生物测量新的"金标准"。

二、角膜曲率和角膜散光

角膜中央屈光力是 IOL 屈光度数计算的重要参数。角膜散光在手术方案的确定、toric IOL 植入、手术切口设计等方面起着关键的作用。目前，可以进行 K 值测量的仪器除手动角膜曲率计外，还分为基于角膜前表面光点反射原理、基于 Placido 盘成像技术、基于 Scheimpflug 摄像技术、基于彩色 LED 反射的原理、基于 OCT 成像原理的仪器。种类繁多，准确性评价不一。黄锦海及其团队基于研究进展并且通过大量的研究表明，基于 Scheimpflug 摄像技术的仪器和基于 Placido 盘成像技术的仪器能提供高精确性的结果，推荐临床上使用这两类仪器用于角膜曲率的测量。

此外，角膜的曲率存在非球面性，前后表面曲率半径的比值存在差异性，如果忽略角膜后表面曲率，将会影响 IOL 屈光度数计算的准确性。越来越多的研究也发现角膜后表面散光对全角膜散光有着重要的影响。基于 Scheimpflug 技术的 Pentacam、Sirius 等仪器能提供角膜后表面的信息，更适用于白内障病人。

三、前房深度

准确测量前房深度对于白内障手术起着重要的作用。0.1mm 的前房深度测量误差将导致 0.05～0.1D 的屈光度数误差。目前用于测量前房深度的常用设备包括基于脉冲反射模式的超声设备（包括 A 超、B 超和 UBM），应用裂隙扫描成像原理的 IOLMaster、Orbscan 等，应用角膜前后表面及晶状体前后表面反射信号波峰测量的 Lenstar，应用 Scheimpflug 成像技术的 Pentacam、Galilei、Sirius、AL-Scan 等，应用 OCT 原理的 Visante OCT、Casia SS-1000、OA-2000、IOLMaster 700 等。

前房深度的测量结果准确性与角膜形态、测量原理、测量时病人体位、测量时病人是否存在调节等均相关。A 超测量前房深度曾被认为是"金标准"，但其受到表面麻醉、接触角膜存在感染可能、探头与角膜接触点无标准位置等限制，不再是常规选择。IOLMaster 等测量前房深度的原理是分析侧向裂隙投射照明晶状体和角膜的光带形成的图像信号得到，受 K 值的影响。基于 OLCR、Scheimpflug 成像、OCT 原理测量前房深度，是对角膜的前后表面和晶状体的前表面直接进行测量，受角膜形态影响很小，在前房深度的测量上具有较好的精确性，临床上可推荐使用。

四、角膜非球面性 Q 值

角膜 Q 值与第三代 IOL 屈光度数计算公式的屈光预测误差显著相关（表 2-3-1），白内障术后扁长椭圆形角膜病人的屈光结果偏向近视化，扁圆椭圆形角膜病人偏向远视化。即 Q 值负值越大，术后屈光状态越偏向近视化；反之，Q 值负值越小，术后屈光状态越偏向远视化。手术医师应根据病人术前 Q 值测量结果，合理预估术后预留屈光度数，实现 IOL 屈光度数计算的个性化。目前角膜 Q 值对 IOL 屈光度数计算的影响尚有待更深入的研究。

表 2-3-1　不同设备测量的角膜 Q 值与人工晶状体屈光度数
计算公式预测误差的线性回归分析

公式／参数	Placido 盘角膜地形图仪（$n=73$）	Scheimpflug 旋转照相机（$n=104$）	Scheimpflug-Placido 角膜地形图仪（$n=115$）
Haigis	$y=0.2238-1.2147x$	$y=0.1734-0.6973x$	$y=0.2736-0.8786x$
Hoffer Q	$y=0.2641-1.4589x$	$y=0.2068-0.8576x$	$y=0.3013-1.0288x$
Holladay I	$y=0.2569-1.3714x$	$y=0.1933-0.9021x$	$y=0.2461-0.9041x$
SRK/T	$y=0.2569-1.3714x$	$y=0.2675-0.9409x$	$y=0.2197-0.6569x$

y: 术后屈光度数预测误差；x: Q 值

随着新技术的出现，眼生物参数的测量正呈现出从接触到非接触、从低速扫描到高速成像、从低分辨率到高分辨率、从分体式到一体化的发展趋势。

IOL 屈光度数的精准计算高度依赖于术前眼生物参数的精准测量，是基础也是重点，在精准测量之上进行 IOL 屈光度数计算公式的合理选择以及常数的个性化优化，才能最大限度地实现精准屈光性白内障手术的高要求。

（黄锦海）

第 三 章

精准的角膜光学特性测量

角膜作为眼球屈光系统的主要组成部分，极大地影响着眼球总的光学性能和视觉质量。白内障术后，晶状体已被摘除，角膜的光学作用更加凸显，直接影响全眼的光学质量。精准屈光性白内障手术医师需要精准测量、分析角膜光学特性，并相应地规划手术，以提高白内障术后的视觉质量。

第一节　角膜光学特性的主要参数

角膜表面中央瞳孔区约 4mm 直径的圆形区内近似球形，各处的曲率半径基本相等。中央区以外的角膜表面较扁平，各处的曲率半径不全相等。角膜前表面的曲率半径水平方向平均为 7.8mm，垂直方向为 7.7mm，后表面为 6.2～6.8mm。与精准屈光性白内障手术有关的角膜特性主要参数包括：规则散光（regular astigmatism）、球差（spherical aberration）、不规则散光（irregular astigmatism）、角膜前后表面曲率半径比（ratio of back to front corneal radii, B/F Ratio）、kappa 角或 alpha 角。

一、规则散光

角膜规则散光在白内障病人中常见，大于 1.0D、2.0D、3.0D 者分别约为 36%、8%、2.6%。角膜规则散光根据轴向可分为顺规散光（with-the-rule astigmatism，WTR astigmatism，屈光力最大子午线在 90°±30°）、逆规散光（against-the-rule astigmatism，ATR astigmatism，屈光力最大子午线在 180°±30°）和斜轴散光（oblique astigmatism，屈光力最大子午线在 30°～60° 及 120°～150°）。随着年龄增长，角膜形态从年轻时的横向扁球形向老年时的纵向扁球形演变，年轻人的角膜散光多为顺规散光，而老年人多为逆规散光。

虽然角膜后表面的曲率半径比前表面更小，但由于角膜后表面所处的屈光介质的折射率差异小（角膜 n_{cornea}=1.376，房水 $n_{aqueous}$=1.336），因此散光的影响一般比角膜前表面小，在角膜散光的测量计算中经常被忽视。传统设备和方法，如角膜曲率计、角膜地形图仪等，通常测量角膜前表面曲率半径，然后采用标准化的角膜屈光系数（多为 1.3375）将角膜前表面曲率半径换算并模拟成全角膜屈光力（模拟角膜镜读数，simulated keratometry/keratoscope reading，SimK），陡峭方向屈光力与平坦方向屈光力相减获得模拟角膜散光。该转换之所以适用是基于以下两个假设：

1. 角膜厚度为 Gullstrand 模型眼所描述的 500μm。

2. 角膜前后表面曲率半径之比为固定常数（正常角膜约为 82%）。

然而，随着 Scheimpflug 摄像技术和 OCT 技术等设备的应用，已经证实这两个假设是有缺陷的，越来越多的研究发现在测量角膜散光时应考虑角膜后表面对散光的影响。

基于角膜前、后表面曲率而计算的角膜屈光力称为全角膜屈光力（total corneal refractive power，TCRP），而基于此计算的角膜散光称为全角膜散光（total corneal astigmatism，TCA）。有研究指出角膜后表面散光对全角膜散光有重要影响，仅根据角膜前表面推算的模拟角膜散光与全角膜散光在散光度数和轴向方面均存在差异。角膜后表面起到负透镜的作用，大部分人的角膜后表面为逆规散光，陡峭子午线一般位于垂直方位，度数为 −0.30D±0.15D（−0.01～−1.10D），约 9% 的人角膜后表面散光度数超过 0.50D。当角膜前表面为顺规散光时，角膜后表面的逆规散光能够将其部分抵消，导致模拟角膜散光高估了全角膜散光；而当角膜前表面为逆规散光时，角膜后表面的逆规散光与其有协同作用，导致模拟角膜散光低估了全角膜散光。

目前在白内障手术时采用的角膜规则散光手术矫正方法主要包括 toric IOL 植入术、个体化的手术切口（在陡峭子午线方向上）、散光性角膜切开术和角膜缘松解切口（limbal relaxing incision，LRI）等。角膜散光度数和散光轴向的精准测量是手术成功的前提和关键。仅依据角膜前表面曲率计算的模拟角膜散光，因其忽略了角膜后表面的散光情况，并不能准确反映实际全角膜散光的度数及方向。如果仅基于模拟角膜散光而进行散光的手术矫正，可能在矫正顺规散光时导致过矫，而在矫正逆规散光时导致欠矫。故建议检查全角膜散光，并据此优化矫正方案。

二、球差

球差是指轴上发出的不同入射高度的光线经光学元件或光学系统后，交于光轴的不同位置,相对于理想像点有不同程度的偏离。可以简单理解为透镜的周边光线与近轴光线在光轴的不同位置聚焦的现象。周边光线聚焦在近轴焦点的前方为正球差,反之则为负球差。

角膜球差可以通过角膜地形图检查仪等设备检查,用 Zernike 多项式来描述(像差系数为 C_4^0)。角膜球差的大小随检查直径的增大而变大。笔者发现国人在 6mm 直径时的角膜前表面、后表面、全角膜的球差分别为 $+0.27\mu m\pm0.11\mu m$、$-0.14\mu m\pm0.03\mu m$、$+0.23\mu m\pm0.12\mu m$。

球差的存在会使物空间的物点发出的光经过人眼光学系统后不再会聚成一点,而是形成一个弥散斑。虽然球差在一定范围内可以增加焦深,但是降低了最佳焦点上的视力和对比敏感度,降低视觉质量。球差还会引起近视漂移(myopic shift)。近视漂移是在光学系统存在球差的情况下,聚焦受空间频率影响的现象。换言之,球差会影响视野范围内焦平面上的精细(高空间频率)和粗略图像(低空间频率)同时成像。正球差的眼在低空间频率下表现为近视,而在高空间频率下为正视。人眼在 6mm 的瞳孔直径下,平均近视漂移约为 0.50D。0.50~1.00D 的近视漂移,会使对比敏感度下降30%~50%。虽然近视漂移由球差引起,但其他高阶像差会削弱近视漂移与球差的相关性,因此也无法通过系数 C_4^0 单独预测。

白内障术后,晶状体的球差被去除,剩下的角膜球差成为了人眼球差的主要来源。多数人的角膜存在不同程度的正球差,是影响大瞳孔情况下(例如夜间)视觉质量的最主要的高阶像差。为了补偿角膜过多的正或负球差,可合理选择球面或非球面 IOL,以提高视网膜的成像质量,改善暗环境下低空间频率的对比敏感度,提高暗视力等功能性视力,这对于年轻的白内障病人及对夜间工作、车辆驾驶等暗视觉要求较高的人群尤其重要。

三、不规则散光

角膜的界面和折射率并不是均一的,任何局部的表面形态不规则性或是局部折射率的改变均会使局部的屈光力与全角膜的屈光力不同,产生不规则散光。同时泪膜的不稳定也会导致角膜的不规则散光。

传统的角膜曲率计无法准确测量不规则角膜散光。基于角膜前表面的测量技术,会因为角膜的瘢痕或病灶使反射的像扭曲,影响角膜屈光力的准确测量。Scheimpflug 成像与 OCT 技术可以筛查病人角膜形态的不规则性。在像差系统中,不规则散光与高阶像差相对应(Zernik 多项式的三阶及以上)。角膜不规则散光的大小随检查直径的增大而变大。笔者发现国人在 4mm 直径时的全角膜不规则散光为 0.14μm±0.08μm。

不规则散光不能被球镜／柱镜完全矫正，可导致视觉质量下降。明显的不规则散光可以对多焦点人工晶状体造成光干扰现象，同时影响对规则散光的判断。如果想在白内障术后获得更好的视觉质量，在矫正近视、远视、规则散光的同时，也要考虑不规则散光的影响。

四、前后表面曲率半径比

角膜前后表面曲率半径比＝角膜后表面曲率半径÷角膜前表面曲率半径×100%。正常人群的 B/F Ratio 平均值为 82%。目前临床上基于角膜前表面形态测量模拟角膜屈光力的仪器以及大多数人工晶状体计算公式都以此为参考前提。

笔者发现在无角膜手术史或角膜疾病史的正常人群中 B/F Ratio 范围为76.6%～90%，部分人群会发生较大的偏离，其中 5.8% 的人群低于 80%，4.6%的人群大于 85%。

临床上部分病人的 B/F Ratio 与 82% 相差较大，有些是先天性，大多数由既往的角膜屈光手术（如 PRK、LASIK、SMILE 等）引起。近视矫正角膜屈光手术史（PRK、LASIK）的病人，由于角膜前表面曲率变平，而角膜后表面曲率改变相对更少，所以 B/F Ratio 减小；反之，远视矫正角膜屈光手术史（PRK、LASIK）的病人，B/F Ratio 增大。

五、Kappa 角或 alpha 角

Kappa 角（angle kappa，κ 角）是指视轴与瞳孔轴的角距（angular distance）。视轴是一条理论上的线，并不能被测量。因此临床上 kappa 角被定义为视线（连接瞳孔中央与注视点的线）与瞳孔轴之间的角距，在既往的文献里被称为 lambda 角（angle lambda，λ 角）。只要注视点不是特别靠近眼球，κ角与 λ 角基本一致。由于 κ 角的存在，当注视笔灯时，角膜映光点（Purkinje I像）并不位于瞳孔中央，而是位于其鼻侧（正 κ 角）或颞侧（负 κ 角）。

临床上可以通过同视机来测量 κ 角。使用小注视点和角膜映光点，将角膜映光点移至瞳孔中央，所得的角距刻度即为 κ 角。精准屈光性白内障手术临床实践中测量 κ 角多采用角膜地形图系统。Orbscan II 角膜地形图系统可以通过瞳孔中心和角膜上映射的 Placido 环中心由软件自动计算出 κ 角，其与同视机的测量值有较好的相关性，但其测量值更高。Galilei 和 OPD Scan II 也可以自动测量 κ 角，但其准确性尚未被证实。Pentacam 可以在 Topometric 图的"Spot location in 8mm zone"中以极坐标的形式（距离 @ 方向）表示 κ 角（图 3-1-1）。κ角也可以通过角膜顶点和瞳孔中心点的距离（X 和 Y 笛卡尔值）来估计。

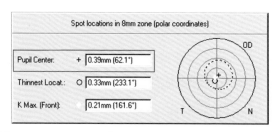

图 3-1-1　Pentacam 中 Topometric 图中的 κ 角（红线框）

Donders 等发现正视眼 κ 角平均为 5.08°（3.5°～6.0°），远视眼为 6.0°～9.0°，而近视眼平均约 2°。Hashemi 等发现不同屈光状态的 κ 角分别为 5.13°±1.50°（近视）、5.72°±1.10°（正视）、5.52°±1.19°（远视）。Giovianni 等发现不同屈光状态分别有 73.9%（正视）、85.0%（远视）和 75.85%（近视）的眼为正 κ 角，10.5%（正视）、3.8%（远视）和 11.6%（近视）的眼为负 κ 角，15.6%（正视）、11.2%（远视）和 12.6%（近视）的眼 κ 角为零。Basmak 等发现左眼 κ 角值高于右眼，且在远视眼中较高。κ 角随着年龄逐渐减少（约为 0.015°/ 年），但不同性别间无差异。

Alpha 角（angle alpha，α 角）是指视轴与光轴的角距。在精准屈光性白内障手术的功能性 IOL 选择中，α 角是需要考虑的重要因素之一。IOL 设计成使其在囊袋内居中，此时 IOL 中心多与光轴同轴，用 α 角更能反映 IOL 中心与视轴的偏离程度。目前能测量 α 角的仪器不多，iTrace 可以测量 α 角，定义为视轴与角膜中心的距离，同时也可以测量 κ 角，为视轴与瞳孔中心的距离，均以"距离 @ 轴向"的方式表示（图 3-1-2）。在实际测量中，两者多不重合。

对于所有的 IOL，无论是单焦点还是多焦点，当 κ 角或 α 角较大时，可引起 IOL 相对于视轴的偏心和倾斜，导致散光和彗差增加，视觉质量下降，尤其是在植入多焦点 IOL 时，高阶像差增大，可引起日间视觉质量下降、光晕及夜间雾视。大部分人群的瞳孔是向鼻下方偏心，而 IOL 会相对地向颞上方偏心。虽然有时采用手术调位技术可以使 IOL 再居中，但是在多数情况下，IOL 在囊袋内已很好地居中，即使再调位也无助于 IOL 与视轴进一步对齐。因此，在精准屈光性白内障手术拟植入功能性 IOL 前，需要充分考虑 κ 角或 α 角的大小对术后视觉质量的影响。

综上所述，角膜在眼球屈光系统中有着举足轻重的地位，其对视觉质量的影响毋庸置疑，尤其是在白内障摘除术后，晶状体被去除，角膜的光学作用更加突出，需要根据这些角膜光学特性的主要参数来开展手术规划，进行个性化的光学改造，以避免、补偿或矫正角膜光学上的缺陷或不足，使病人术后的视觉质量最优化。

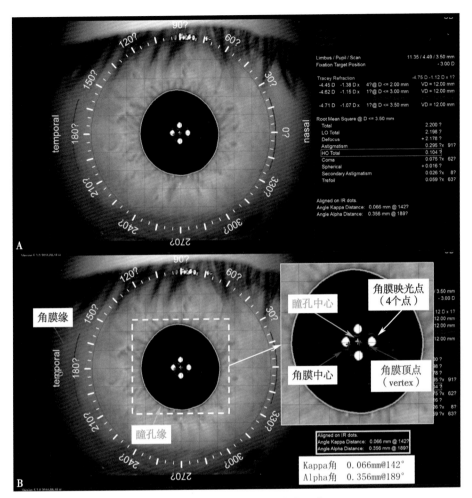

图 3-1-2　iTrace 显示的 α 角与 κ 角

A. 检查原始结果；B. 示意图，两侧蓝色弧线为角膜缘，绿圈为瞳孔缘，在瞳孔区内可以看到蓝色＋为角膜中心，红色＋为角膜顶点，绿色＋为瞳孔中心，四个白点为角膜映光点，右下方的黄线框内为 κ 角和 α 角

第二节　检查设备及其原理

目前临床上检查角膜光学特性的仪器众多，主要分为仅测量角膜前表面的仪器和基于角膜前、后表面的仪器，前者主要包括 IOLMaster、iTrace、手动角膜曲率计、自动角膜曲率计等，后者主要包括 Orbscan、Pentacam、Galilei 眼前节分析仪、Sirius 眼前节分析仪、OrbscanⅡ等。以下对此进行简要介绍。

一、测量角膜前表面的仪器

1. 角膜曲率计（keratometer）　利用角膜前表面的反射原理来测量角膜曲率半径。在角膜前的一特定位置放一特定大小的物体，该物体经角膜反射后产生像，测量此像的大小即可计算出角膜前表面的曲率半径。一般通过采集角膜前表面中央 3.0mm 直径上 4 个点计算出角膜曲率。

2. IOLMaster　利用 PCI 技术对眼球结构参数进行非接触式测量的仪器。通过照相机记录投影在角膜前表面以直径为 2.5mm 呈六角形对称分布的 6 个光点的反射，测量分析 3 对方向上相对应的光点，计算出圆上的曲率半径。

3. Lenstar　与 IOLMaster 的原理相似，不同的是通过采集角膜前表面中央 2.3mm 直径和 1.65mm 直径两个环上 32 个点的角膜曲率，理论上其重复性和准确性比 IOLMaster 更高。

4. AL-Scan　与 IOLMaster 和 Lenstar 相似，不同的是通过向角膜前表面投射双迈尔环并分析其反射成像，计算角膜前表面 2.4mm 和 3.3mm 直径圆环上的曲率。

5. Atlas 角膜地形图仪　基于 Placido 盘投射系统将同心圆环均匀地投射到从中心到周边的角膜前表面上。即时图像摄像系统和内部计算机程序分别记录、分析投射在角膜前表面的环形图像，获取角膜前表面曲率。

6. iTrace 像差检测仪　采用窄光束光路追迹技术检查全眼像差，并联合基于 Placido 环原理的 EyeSys Vista 手持式角膜地形图仪，可以测量人眼的全眼像差和角膜前表面像差。

7. OPD-Scan Ⅲ　集成波前像差仪、Placido 环角膜地形图、自动验光仪、自动角膜曲率计、瞳孔分析仪五种功能于一体。

8. Medmont E300　基于 Placido 环的角膜地形图仪，通过直径从 0.25mm 到 10mm 的 32 环采集角膜前表面约 15 120 个数据点，生成前表面的角膜地形图。

9. Keratograph 5M　同样是以 Placido 环为基础，有 22 环、22 000 个测量分析点，可提供精确的角膜曲率半径数据，此外还集成了睑板腺、脂质层、泪河高度、非侵入式泪膜分析系统等。

二、同时测量角膜前、后表面的仪器

1. Orbscan Ⅱ 角膜地形图仪　采用光学裂隙扫描原理（测量 18 000 个数据点）并结合 Placido 盘反射影像，同时测量角膜前后表面三维空间信息，经过计算机分析处理，一次性获得角膜前后表面高度图、角膜前后表面屈光力图和角膜厚度图。角膜前表面结合了 Placido 盘和裂隙扫描获取数据，后表面使用裂隙扫描方式获取高度值。

2. Pentacam 眼前节分析仪　基于 Scheimpflug 摄像原理（图 3-2-1）的眼用摄像分析系统。经采用 360°旋转的测量探头进行眼前节扫描，通过旋转摄像，拍摄 25 到 100 张 Scheimpflug 图像，其高分辨率版本 Pentacam HR 最多可获得 138 000 个高度点，根据测量所得数据计算分析模拟出眼前节的三维图像，并可呈现立体图。

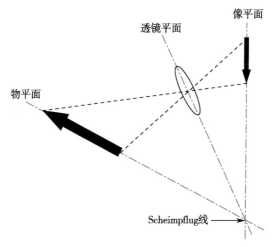

图 3-2-1　Scheimpflug 成像原理示意图

3. Sirius 眼前节分析仪　基于单 Scheimpflug 相机结合 Placido 盘技术，用 Placido 盘和 Scheimpflug 技术获取角膜前表面数据，用 Scheimpflug 技术获取角膜后表面数据。能够显示角膜前后表面地形图以及 12mm 直径以内的角膜厚度，可以测量分析角膜波前像差、角膜曲率、前房深度等眼前节生物参数。

4. Galilei 眼前节分析仪　同样以 Scheimpflug 摄像原理结合 Placido 盘进行数据采集，配有双 Scheimpflug 摄像机，可以提供超过 122 000 个数据点。

三、部分仪器一览表

1. 可测量角膜像差的仪器　在以下可测量角膜像差的仪器中（表 3-2-1），部分仪器结合了光路追踪、自动视网膜检影或 Hartmann-Shack 技术，可以检测全眼的像差。

表 3-2-1　部分可测量角膜像差的仪器

分类	设备	生产者	原理	所测量像差
仅测量角膜前表面像差	Cassini	i-Optics	彩色 LED 点光源技术检测角膜前表面地形图	角膜前表面 Purkinje 像方法检测角膜后表面
	iTrace	Tracey Tech	角膜：Placido 圆盘全眼：光路追迹	角膜前表面、全眼
	Keratron Onda	Optikon	角膜：Placido 圆盘全眼：Hartmann-Shack 原理	角膜前表面、全眼
	OPD-Scan	Nidek	角膜：Placido 圆盘全眼：自动视网膜检影	角膜前表面、全眼
测量角膜前后表面及全角膜像差	Galilei	Ziemer	Scheimpflug 技术，结合 Placido 圆盘	角膜前、后表面，全角膜
	OrbscanⅡ	Orbtek	裂隙扫描技术，结合 Placido 圆盘	角膜前、后表面，全角膜
	Pentacam	Oculus	Scheimpflug 成像技术，利用角膜高度信息转换成前、后表面波前像差	角膜前、后表面，全角膜

2. 可测量 κ 角的仪器（表 3-2-2）

表 3-2-2　部分可测量 κ 角的仪器

地形图系统	生产者	测量方式
Atlas 9000	Carl Zeiss	角膜顶点与瞳孔中心的 x 轴与 y 轴上的距离
Galilei	Zeimer	Kappa 角
iTrace	Tracey Tech	Kappa 角
Keratron Scout	Optikon	角膜顶点与瞳孔中心的成角与距离
OPD-ScanⅢ	Nidek	Kappa 角
OrbscanⅡ	Orbtek	Kappa 角
Pentacam	Oculus	Kappa 角

随着新型眼科仪器的陆续问世，角膜光学特性的测量变得更加精准、全面与丰富，同时也更加的便捷和智能化。测量设备方面的进步为实现精准屈光性白内障手术提供了有力的保障。同时临床医师也需要深入了解各种仪器的检查原理及其在不同角膜光学参数测量方面的优势和不足，选择真正适合屈光性白内障手术精准性需求的仪器，为手术规划提供可靠翔实的数据和依据。

（俞阿勇）

第 四 章

精准的人工晶状体屈光度数计算

IOL 屈光度数的计算包括术前眼生物参数的测量、IOL 屈光度数计算方式的选择以及个体优化等，其中 IOL 屈光度数计算公式是实现术前预期向术后效果转变的关键。本章将系统介绍 IOL 屈光度数计算方式演变的历程、涉及的关键参数、常数的优化，以及方式的合理选择。

第一节　人工晶状体屈光度数计算方式演变

在开展 IOL 手术的早期，手术目的是让病人能够回到术前的屈光状态。因此采用标准屈光度数，一律植入与晶状体屈光度数相同的 IOL，即 +19D 后房型 IOL 或 +17D 前房型 IOL。但这种方法缺乏个性化，造成了术后明显的屈光误差。随着 IOL 植入手术进一步发展，人们希望通过手术能矫正术前的屈光不正，以期达到正视眼状态。1975 年 Binkhorst 提出 1.25D 的 IOL 可矫正手术眼 1D 的屈光度数。即：

$$P=19+（R×1.25）$$

式中，P——获得正视的 IOL 屈光度数；

R——发生白内障前的屈光状态。

此公式虽简单易用，但因产生较大的屈光误差，目前已弃用。

随着 A 型超声仪、光学相干生物测量仪器的发展，IOL 屈光度数计算公式逐渐完善。经过眼科领域各学者的深入研究，IOL 屈光度数计算公式已经发展到第五代。

一、一代公式

1967 年，Fyodorov 和 Kolonko 基于白种人和简易模型眼发表第一个 IOL 屈光度数计算的公式。1972 年，Colenbrander 发展了其理论公式。最早的理

论公式基于轴旁成像原理,最终公式演变为:

$$P = \frac{N}{L - pACD} - \frac{NK}{N - K \times pACD}$$

式中,P——获得正视的 IOL 屈光度数;

　　　N——房水和玻璃体的屈光指数;

　　　pACD——估计的术后前房深度;

　　　L——眼轴长度;

　　　K——角膜曲率。

1974 年 Hoffer 公式问世,同年 Binkhorst 公式发表。为了获得更为精确的计算结果,1978 年,Lloyd 和 Gills、Retzlaff、Sanders 和 Kraff 先后发展了各自的回归公式。1980 年 Sanders、Retzlaff、Kraff 合作推出 SRK I 回归公式:

$$P = A - 2.5AL - 0.9K$$

式中,P——获得正视的 IOL 屈光度数;

　　　A——IOL 常数(随 IOL 类型及制造商不同而变化);

　　　AL——眼轴长度;

　　　K——角膜曲率。

因其易于计算,这一公式很快得到当时广泛的认可。

二、二代公式

1982 年,Hoffer 在研究大量 IOL 植入病例后发现眼轴与 PMMA 后房型 IOL 位置之间存在直接关系,进而发布了一个简单的回归公式以更好地预测 pACD:

$$pACD = 2.92AL - 2.93$$

其中　pACD:估计术后前房深度;

　　　AL:眼轴长度。

1988 年,针对 SRK I 公式在眼轴过长或过短时缺乏准确性这一问题,Sanders DR 等对 SRK I 公式进行修正。根据不同眼轴长度,在 A 常数中增加一个矫正因子得到 SRK II 公式:

$$P = A_1 - 2.5AL - 0.9K$$

其中　P:获得正视的 IOL 屈光度数;

　　　A_1:矫正后的 A 常数;

　　　AL:眼轴长度;

　　　K:角膜曲率。

表4-1-1　不同 *AL* 对应的 A₁ 的常数

AL<20mm	20mm≤*AL*<21mm	21mm≤*AL*<22mm	22mm≤*AL*<24.5mm	*AL*≥24.5mm
A₁=A+3	A₁=A+2	A₁=A+1	A₁=A	A₁=A−1

其他公式如 Binkhorst 公式、改良 Colenbrander 公式，Holladay 后来将它们归为第二代公式。

三、三代公式

1988 年，Holladay 提出了角膜曲率与 IOL 位置之间有直接关系。他修改了 Binkhorst 公式得出 HolladayⅠ公式，使之在考虑眼轴影响的同时也考虑到角膜曲率。这一公式通过 Fyodorov 的角膜高度公式计算角膜到虹膜平面的预测距离，再加上虹膜平面到人工晶状体的距离得到 ACD。虹膜平面到 IOL 的距离被他命名为术者因素（surgeon factor, SF），且具有 IOL 特异性，因此无须输入 ACD。1990 年，Retzlaff 修改了 HolladayⅠ公式，用 A 常数代替 SF，得到 SRK/T 公式。它以非线性条件为基础，与经验回归法进行优化组合，对术后 ACD 预测、视网膜厚度和眼轴长度的校正以及角膜屈光指数等进行了数据优化，具有易于计算的优点。

1992 年，Hoffer 发展了使用 K 值的正切函数来达成具有相似功能的 Hoffer Q 公式。它基于个性化的 ACD（pACD）、眼轴长度和角膜曲率，用于预测人工晶状体眼的 ACD。在这一公式中，基础的 Hoffer 公式并没有改变，公式的 Q 部分仅是用以计算基础公式中预测前房深度的独立公式。

Hoffer Q 公式基础部分：

$$P=\left(\frac{1336}{A-C-0.05}\right)-\left(\frac{1.336}{\left(\frac{1.336}{K+R}\right)\times\left(\frac{C+0.05}{1000}\right)}\right)$$

Hoffer Q 公式 Q 部分：

$$ACD=pACD+0.3(A-23.5)+(\tan K)^2+$$
$$0.1M(23.5-A)^2\tan[0.1(G-2)^2]-0.99166$$

如果 *A*≤23，*M*=+1*G*=28

　　A>23，*M*=−1*G*=23.5

其中　A：眼轴长度；

　　　　C：前房深度；

　　　　K：平均角膜屈光度数；

41

R：角膜面的屈光不正度数；

pACD：个性化前房深度。

四、四代公式

受 Olsen 提出的使用其他眼前节参数更准确预测术后 IOL 位置理念的影响，在一些研究表明当眼轴短于 22mm 时 Holladay Ⅰ 公式并不如 Hoffer Q 公式精确之后，Holladay 在原有公式基础上，使用术前 ACD 测量值的同时，使用角膜直径、晶状体厚度、术前屈光不正、年龄来计算估计调整因素（estimated scaling factor，ESF），以其乘以 IOL 特定 ACD 即可得到公式中的 ELP（effective/expected lens position），而这一公式被他命名为 Holladay Ⅱ 公式。

1999 年，Wolfgang Haigis 提出基于眼及 IOL 特性使用 3 个常数预测 IOL 位置。这一公式用 Olsen 概念中的术前 ACD 测量值代替 K（角膜曲率），通过以下公式计算预测 ELP（术后有效 IOL 位置）：

$$ELP = a_0 + a_1 \times ACD + a_2 \times AL$$

其中　ELP：预测 IOL 位置；

a_0=IOL 特定常数；

a_1= 受术前测量 ACD 影响的 IOL 特定常数；

ACD= 角膜顶点至晶状体前表面的轴向距离；

a_2= 受术前测量 AL 影响的 IOL 特定常数；

AL= 眼轴长度。

五、五代公式

第五代公式包括 Olsen、Barrett Universal Ⅱ、Hill-RBF 和 Hoffer H-5 公式。其中 Barrett Universal Ⅱ 通过植入人工晶状体的位置及其主平面位置来确定 ELP，需要以下 5 项参数来完成 IOL 的计算：眼轴长度、角膜曲率、前房深度、水平角膜直径以及晶状体厚度。此公式预装于 Lenstar、IOLMaster 700，并且可以在 http://www.apacrs.org/barrett_universal2/ 上进行计算（图 4-1-1）。

Hill-RBF（radial basis function，径向基函数）是在 Lenstar 测量资料和 Alcon SN60WF IOL 的基础上发展出来的算法。它采用人工智能驱动的模式识别，基于眼轴长度、平均角膜曲率、前房深度、术后预期等效球镜度数在数据库里的匹配性计算出 IOL 屈光度数。适用眼轴范围及眼部特征广，但缺点是目前尚无中国人的数据，我国正在进行多中心研究填补这方面的缺失。

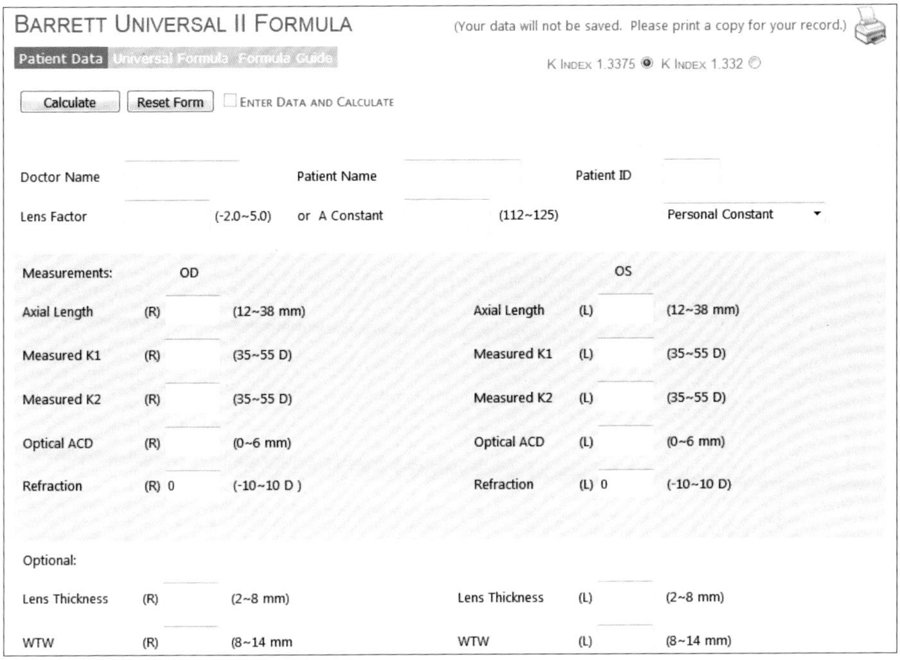

图 4-1-1　Barrett UniversalⅡ计算界面

　　Olsen 公式采用光路追迹原理，计算时需要 IOL 折射率、IOL 厚度、IOL 前后表面曲率（根据 C 常数计算）。可以通过预装在 Lenstar 上的程序进行计算（图 4-1-2），或者使用 PhacoOptics 程序来计算（http://www.phacooptics.net/）。

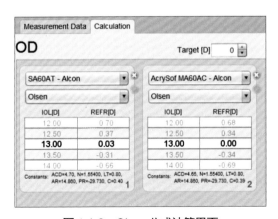

图 4-1-2　Olsen 公式计算界面

Hoffer H-5 公式是 Hoffer 等在 Hoffer H 公式的基础上进行参数优化得出的。2004 年，Hoffer 等将 Holladay Ⅱ 公式中的术前屈光不正因素剔除，用大量数据分析得出的眼部生物参数（眼轴长度、前房深度、晶状体厚度、角膜直径等）数值替换原公式中的平均值，仅保持角膜曲率值不变。为纪念 Holladay，此公式被命名为 Hoffer H 公式。与第三代、第四代公式相比，Hoffer H 公式产生的术后屈光误差在 ±0.25D 以内所占的百分比最大，但除此之外没有其余明显优势，因此该公式未曾发表。2017 年，Hoffer 等发表了 Hoffer H-5 公式。新一代的公式弥补了 Hoffer H 公式中眼部生物参数全部来自于西方人群的缺陷，可根据人种和性别不同，采用与之相应的参数值，从而得出更加准确的预测结果。与第三代公式相比，Hoffer H-5 公式的预测值具有更小的中位绝对误差，准确性更高，但与第四代公式的准确性对比有待进一步研究。

第五代公式在全轴长的白内障病人中都适用，Barrett Universal Ⅱ 得到的平均绝对误差一致保持在较低的水平，在中长眼轴范围尤其明显。与传统三、四代公式相比，第五代所计算的 IOL 屈光度数有着更好的准确性。

第二节 人工晶状体屈光度数计算方式相关参数及其优化

Retzlaff 在 1990 年首次提出 IOL 屈光度数计算方式优化的概念，基于手术医师的经验和既往的术后结果应用 A 常数（代替 ACD）对回归公式进行优化，以获得更加精确的个性化结果。

A 常数的优化通过以下途径实现：选择符合入选标准的系列病人，收集术前 AL、角膜曲率，植入的 IOL 屈光度数，稳定的术后屈光度数，再采用回归公式计算得到个性化的 A 常数，从而提高 IOL 屈光度数计算的准确性。对于以上系列病人的入选标准如下：

1. 相同的 IOL 制造厂商及型号。

2. 同一手术者。

3. 相同的手术方式。

4. 相同的眼轴和角膜曲率测量仪器。

5. 术后的最佳矫正视力≥4.7，否则难以精确判断术后屈光误差。

下文以 IOLMaster 500 为例，介绍 A 常数优化的具体操作过程。

1. 进入"设置"界面→点击"IOL"→选择"Lens manager"（图 4-2-1）。

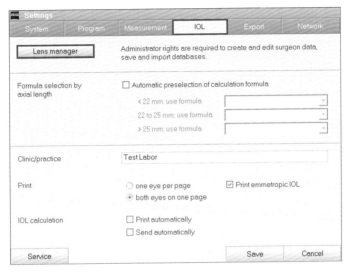

图 4-2-1　步骤 1

2. 登录→以"管理员"身份进入人工晶状体数据库（图 4-2-2）。

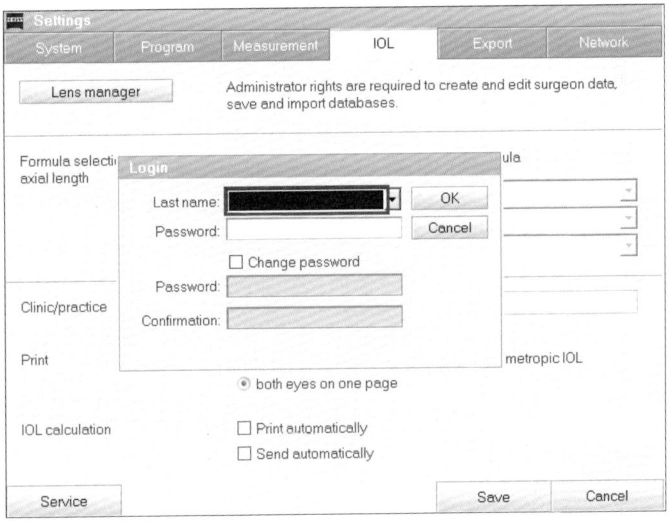

图 4-2-2　步骤 2

3. 选择手术医师，如选择"Dr.Test"（图4-2-3）。

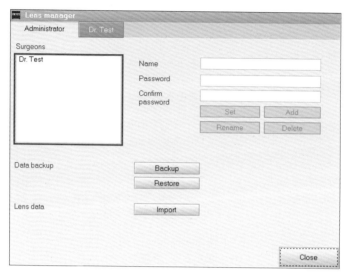

图4-2-3　步骤3

4. 选择您要优化的人工晶状体类型→点击"优化"（图4-2-4）。

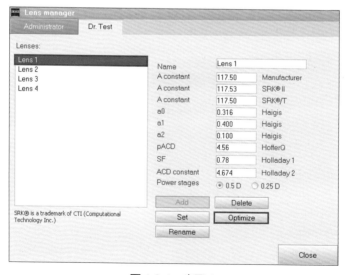

图4-2-4　步骤4

5. 点击"装载"用于优化的所有病人的资料记录将会载入（图4-2-5）。

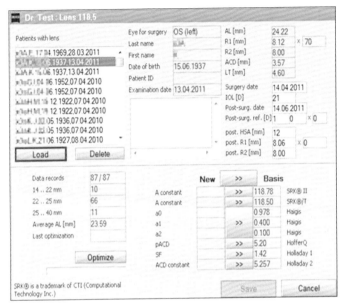

图4-2-5 步骤5

6. 同时分配数据记录的对话框打开,右边栏显示的是用于优化的所有病人（图4-2-6）。

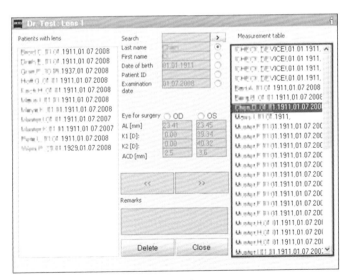

图4-2-6 步骤6

7. 点击选择想要的病人资料记录（图4-2-7）。

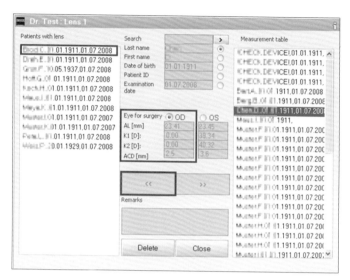

图4-2-7　步骤7

8. 选择优化计算中使用的眼别，点击"<<"按钮载入选中的数据记录，按照这样的方法传输至少11个数据记录到左边的表中（图4-2-8）。

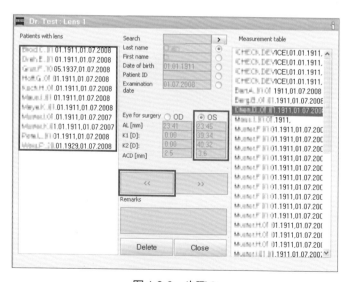

图4-2-8　步骤8

9. 输入术后数据(图 4-2-9)。

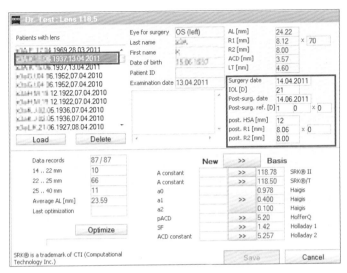

图 4-2-9 步骤 9

10. 数据记录对话框中可以指定数据记录的条数(如果数据记录被高亮显示为黄色,表示 ACD 数据不存在,则 a0、a1 和 a2 没有使用这些数据记录进行优化)(图 4-2-10)。

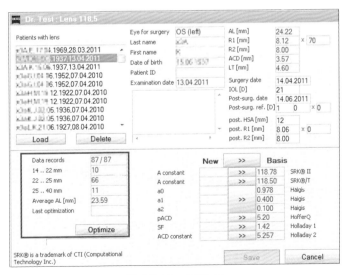

图 4-2-10 步骤 10

11. 点击"优化"按钮开始优化（图4-2-11）。

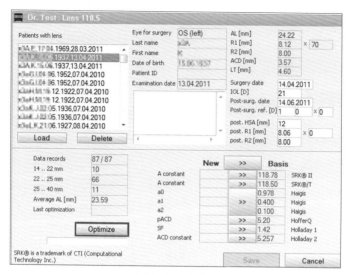

图4-2-11　步骤11

12. 优化的人工晶状体常数将会显示在新建栏（图4-2-12）。

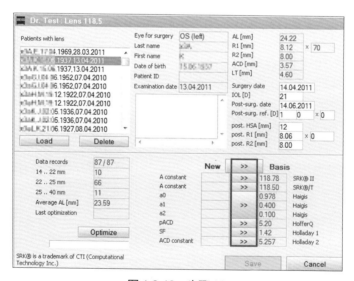

图4-2-12　步骤12

13. 点击新建区域右边的">>"按钮确认最新优化的人工晶状体常数（图4-2-13）。

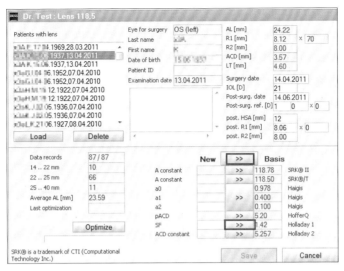

图 4-2-13 步骤 13

14. 点击"保存"按钮返回到人工晶状体管理器(图 4-2-14)。

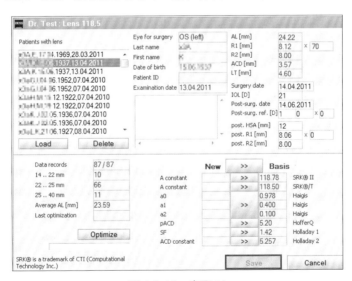

图 4-2-14 步骤 14

迄今为止,许多 IOL 屈光度数计算公式给出了相应的优化建议,具体如下:

SRK/T 公式自应用之日起,从未采用上述优化方法以获得 A 常数来实现优化,因此临床医师需要根据自身实际对其进行优化,提高公式的计算准确性。

Hoffer Q 公式通过回归公式回推计算获得个性化的 ACD 值,即 pACD,以提高计算准确性。

Haigis 公式通过应用术前 ACD 取代角膜屈光力来预测 ELP，并推出 3 个常数以实现优化，分别是 a0、a1（与 AL 相关）和 a2（与 ACD 相关）常数。该公式计算精确性高，但由于获得优化的数据条件相当苛刻，实现适用于同一手术医师的个性化设计难度大。

在第五代 Olsen 公式中，引入了 C 常数的概念，即特定样本中 C 值的平均值，是个体特异性的数值，而并非真正的常数。C 常数的提出使术后 IOL 位置的预测更简单。通过对符合入选标准的病例进行随访，收集术前 ACD、LT 和术后 ACD、IOL 厚度，应用公式计算便可获得该 C 值。C 常数适用于光路追迹法相关的 IOL 屈光力计算。

第三节　人工晶状体屈光度数计算方式选择及精准计算

IOL 屈光度数计算公式有各自的适用范围。在手术规划时，需要针对病人的实际情况，选择合适的 IOL 屈光度数计算公式才能最终获得良好的术后效果。

在选择合适的 IOL 公式之前必须明确病人的类型。对于角膜保持原始状态（未接受过角膜手术，不存在严重的病理改变）的白内障病人而言，影响计算公式选择的最主要因素是眼轴长度：

1. 对于正常眼轴长度的病人，使用 Holladay I、Hoffer Q、SRK/T 和 Haigis 等常用的三、四代公式均可获得准确的计算结果。

2. 当眼轴长度>26mm 时，Holladay I、SRK/T 公式经过眼轴长度矫正之后可获得良好的结果。Haigis 公式除了需要眼轴长度矫正外，同时需要 a_0、a_1、a_2 的优化，此时建议采用 Holladay I 公式。Hoffer Q 公式已不适用。

3. 当眼轴长度<22mm 时，Hoffer Q 则是较好的选择。

此外，第五代公式，如 Barrett II、Hill-RBF 等适用于全轴长的白内障病人，且比传统三代、四代公式的精确性更好，在条件许可的情况下可以选择该类公式。

随着角膜屈光手术的推广，术后的病人也可能有白内障。角膜屈光术后白内障病人存在两个主要特点：

1. 前后表面角膜曲率半径的比值已发生改变，使得常用的标准化屈光系数 1.3375 不再适用，由此推算获得的模拟角膜曲率很可能存在较大误差。

2. 常规的回归公式主要通过眼轴长度和角膜曲率来预测术后人工晶状体位置，而角膜屈光术后病人的角膜曲率被人为地显著降低，使其不适用于常规公式。

针对这一情况，临床上提出了两种方法来解决此问题：

1．需要历史数据的计算公式　常见的方法包括临床病史法、Hamed-Wang-Koch 法、Double-K 法等。需要提供的数据主要包括角膜屈光术前角膜曲率、角膜屈光术后角膜曲率、手术切削量等。具体情况根据具体公式的不同而有变化。

2．不需要术前参数的计算公式　这类公式主要包括 Koch/Wang 法、Haigis-L、Shammas-PL、True K 法等。通过分析角膜屈光术后病人的数据或者调整屈光指数获得准确的术后角膜曲率来预测有效人工晶状体位置。

此外，基于光路追迹的公式由于其直接测量真实角膜屈光力，也可以应用于角膜屈光术后白内障病人的计算。光路追迹法是指将斯涅尔定律准确地应用于每一个折射面，通过追踪与光学介质表面发生交互作用的光线从而得到光线传播路径的方法。它将光学系统中每个组成单位的表面形状、厚度、屈光指数以及入射光线的角度等详细信息均加入光路的计算中，具有极高的准确性。目前临床上常用的基于光路追迹的公式主要有 Olsen 和 OKULIX 公式，此外 Sirius 自带的光路追迹算法也可提供准确的角膜屈光术后 IOL 屈光度数计算（图 4-3-1）。有研究表明这些方法可以提供良好的计算准确性（表 4-3-1）。

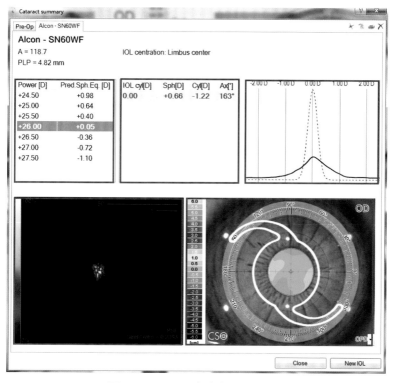

图 4-3-1　Sirius 光路追迹操作界面

表 4-3-1　光路追迹法计算角膜屈光术后白内障病人 IOL 屈光度数的准确性

文献	病人数（眼数）	术后 SE	软件	±0.5D 以内	±1.0D 以内	±1.5D 以内
Savini，2014	21 人（21 眼）	−0.43±1.08D	Sirius	71.4%	85.7%	100%
Saiki，2014	17 人（24 眼）	/	OKULIX	41.7 %	75%	/

IOL 屈光度数的精准计算主要依赖于术前眼生物参数的精准测量、IOL 公式的合理选择以及人工晶状体常数的个性化优化这三个方面。在手术规划时，需要重视术前精准测量，合理选择 IOL 公式和优化常数，才能真正实现 IOL 的精准计算，为病人提供良好的术后视觉质量。

（黄锦海）

第 五 章

基于角膜光学特性的
人工晶状体优选

在手术摘除白内障后，IOL 和角膜组成透镜组，共同影响视觉质量。换句话说，对于人工晶状体眼，人工晶状体与角膜光学特性的匹配程度成为影响精准屈光性白内障术后视觉质量的关键因素。因此，根据角膜光学特性来优选人工晶状体成为精准屈光性白内障手术的必然要求。正像世界上找不到两片完全相同的树叶一样，我们也找不到两个光学特性完全相同的角膜，甚至同一个体左右眼的角膜光学特性也并不完全相同。在手术规划时，可以主要从角膜规则散光、球差、不规则散光、前后表面曲率半径比、kappa 角或 alpha 角五方面的角膜光学特性来优选 IOL。

- 根据全角膜的屈光力情况分析规则散光，优选 toric IOL。
- 根据全角膜的球差正负和大小，优选非球面 IOL。
- 根据全角膜高阶像差（不规则散光）情况，优选多焦点 IOL。

或者，对以上三方面进行组合。除了以上三方面特性以外，还要了解：

- 角膜前后表面曲率半径比，并据此决定采用适宜的公式计算 IOL 屈光度数。
- 根据 kappa 角或 alpha 角情况，优选多焦点 IOL 或非球面 IOL。

为了介绍方便，本章选择以 Scheimpflug 原理眼前节分析仪（Pentacam）为例进行介绍，但是所述的基本原则也同样适用于其他设备的检查结果。

第一节　根据全角膜散光优选 toric 人工晶状体

如果检查结果提示角膜存在明显散光，需要先明确或排除圆锥角膜（keratoconus）。Pentacam 内置 Blein/Ambrosio Ⅲ 早期圆锥角膜筛查软件提供了角膜前、后表面的标准 BFS 模式及"增强的 BFS"模式下的角膜高度图以及两者的差异图，有助于诊断圆锥角膜。同时 Pentacam 也内置了圆锥角膜检测及量化程序（Topometric 模块），该算法仅基于角膜前表面，采用 Amsler 圆锥角膜分级方法，帮助圆锥角膜的诊断及分级。

在排除了圆锥角膜之后，需要考虑是否植入 toric 人工晶状体来矫正角膜散光，如果是，则需要确定所需矫正散光的度数和方向。Toric IOL 是一种结合了散光矫正功能的人工晶状体，其光学面的两条主子午线具有不同的屈光力，以矫正角膜散光。环曲面可以被设计在 IOL 光学部的前表面，也可以在后表面，并可以与非球面、多焦点的设计相结合。Toric IOL 的定位准确性和在眼内的方向稳定性是散光矫正的关键。

需要分析 Pentacam 提供的屈光四联图（图 5-1-1）的形态、K 值、波前像差显示的散光度数和轴向，建议根据全角膜散光决定是否矫正散光，并优选 toric IOL 进行矫正。通过 toric IOL 矫正的是规则散光，不适用于不规则散光，特别是对于严重不规则散光的矫正，如果用规则散光矫正，对术后残余散光的预测性不准确，甚至可能出现较差的术后结果。

预期角膜规则散光>0.75D 即可考虑 toric IOL。Toric IOL 的轴向放置在哪个方向，需要考虑全角膜散光情况。如图 5-1-1 所示，该病人的模拟角膜散光与全角膜散光差异高达 0.7D（图 5-1-1A）。如果仅看该病人的 SimK（0.7D），该散光值低于 0.75D，对病人的视觉影响较小，可以考虑植入多焦点IOL。然而，由于该病人的角膜后表面散光为 0.5D（图 5-1-1B），且前后表面散光的轴向高度一致，存在显著的协同作用，使得该病人的全角膜散光达到1.4D。如果不进行散光矫正，病人的术后视觉质量将受到影响，特别是如果要植入多焦点 IOL，需要同时进行散光矫正。

另外，在手术规划时需要重视瞳孔、环、区在散光矫正中的意义。各仪器测量角膜散光的区域范围不尽相同，主要分为基于圆环上（ring）和区域内（zone）的散光测量。

基于圆环的散光测量，是取自距角膜顶点一定距离的圆环上的角膜曲率而得出的。Pentacam 能够绘制整个角膜范围内曲率，可以提供任一直径圆环上的角膜散光。SimK 和圆环上的全角膜散光（4mm）分别是角膜中央 15° 圆环及 4mm 直径圆环上的散光。基于圆环的角膜散光所包含的原始数据量较少，并不包括圆环内及圆环外的角膜曲率，因此并不能反映受检者角膜中央区域实际有效的角膜散光。例如某受检者（图 5-1-2），角膜中央直径 2mm 圆环内的散光量较大，而在 2mm 外区域的散光较小，中央 1mm、2mm、3mm、4mm、5mm、6mm、7mm、8mm 圆环上的总角膜散光分别为 5.5D、2.7D、0.7D、1.4D、0.9D、2.1D、3.1D、2.0D。病人的角膜散光在 1mm 外急剧下降，且出现了散光在 3mm 处下降，又在 4mm 处上升的情况。这样的散光变化对于临床决策者来说是非常棘手的。仅参照白内障术前模块中的模拟角膜散光（1.0D）及全角膜散光（1.4D），会低估角膜散光，导致误判甚至矫正错误。

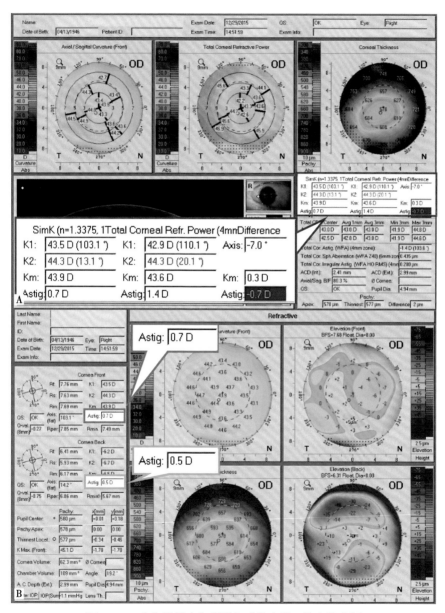

图 5-1-1　全角膜散光与模拟角膜散光差异较大的病例

A. 白内障术前模式图中可见 SimK 为 0.7D，总角膜散光为 1.4D，差值为 0.7D（红线框）；B. 屈光四联图中可见基于角膜前表面计算的 SimK 为 0.7D（蓝线框），而后表面散光为 0.5D（绿线框）

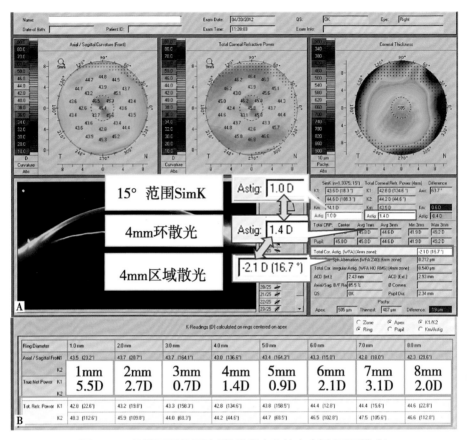

图 5-1-2　角膜不同直径圆环的散光变化较大病例（圆环模式）

A. Cataract Pre-Op 图中可见 SimK 为 1.0D（黄线框），4mm 圆环上的散光为 1.4D（红线框），同时 4mm 区域的散光为 2.1D（蓝线框），三者有差异；B. Power Distribution 图中可见 1～8mm 圆环上散光变化大（绿线框），反映出角膜形态的不规则

　　基于区域的角膜散光，是取自距角膜中心一定距离的圆环内区域的所有角膜曲率而得出的，下方的定制区可以选择任意范围内的基于圆环或区域的散光。图 5-1-2 的病人以圆环的模式计算散光，而图 5-1-3 是同一病人以区域的模式来计算散光，中央 1mm、2mm、3mm、4mm、5mm、6mm、7mm、8mm 圆形区域内的总角膜散光分别为 5.6D、4.4D、2.7D、1.2D、0.9D、1.0D、1.4D、1.8D，呈现由高到低平缓下降的趋势，但到 6mm 区域之外，又有轻度的升高。圆环模式和区域模式的散光改变趋势见图 5-1-3B。由于区域模式下，指定区域内全部测量点的角膜曲率都参与运算，因此基于区域模式的角膜散光更能反映角膜光学区内的角膜整体散光。

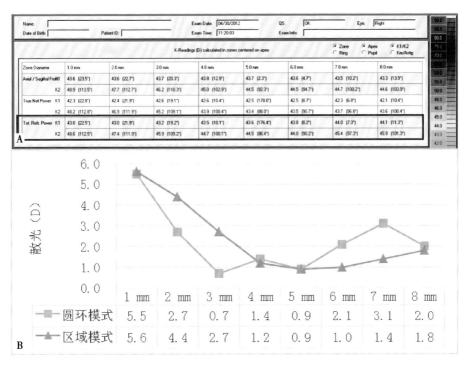

图 5-1-3　角膜屈光力的圆环模式与区域模式比较

A. 区域模式的屈光力分布图（红线框内为总角膜屈光力）；B. 圆环模式与区域模式下不同直径的总角膜屈光力对比，其中黄线为圆环模式，绿线为区域模式

　　瞳孔对眼的入射光线有选择作用，故瞳孔投射范围内的角膜是真正起屈光作用的，这个范围内的散光是真正起作用的角膜散光。根据每位受检者的瞳孔大小，个体化地选择最匹配病人瞳孔大小的角膜散光，能够更准确地进行散光矫正和散光预测。忽略病人的瞳孔直径，统一选择固定大小范围（如 3mm、4mm、5mm 等）的角膜散光可能在散光明显随区域变化且瞳孔过大或过小的病人中发生难以预料的误差。可判读 Pentacam 的"屈光力分布（Power Distribution）"，在报告中下方的个性化区域，以瞳孔中心为中心，选择与病人瞳孔最匹配的范围进行散光分析。如图 5-1-2 和图 5-1-3 中的病人，虽然 4mm 区域内的散光较为不规则，但是其瞳孔直径为 2.34mm，在瞳孔区域内的散光较为规则。如果以瞳孔为中心，分析 2.34mm 圆形区域内的散光（图 5-1-4），在图下方的个体化设置区中可得出散光为 3.97D，建议根据该结果对病人进行散光矫正，以获得最优的术后视力。

　　植入 toric IOL 矫治散光还需要考虑角膜散光随年龄的非线性变化规律（图 5-1-5）。笔者通过大样本横断面研究发现全角膜散光的年龄拐点分别为 36 岁和 69 岁，逆规散光的平均增速在 18 至 35 岁、36 至 68 岁分别为 0.13D/10 年和 0.45D/10 年，在 69 岁之后趋于稳定。

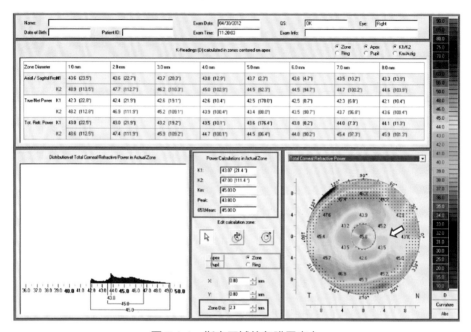

图 5-1-4 指定区域的角膜屈光力

下方的中图可见红线框为自行设置的与瞳孔大小一致的区域直径，绿线框为指定区域以角膜顶点为中心(Apex)或瞳孔中心为中心(Pupil)，"Zone" 或 "Ring" 表示 "区域" 或 "环" 模式，蓝线框为指定区域的各个角膜屈光力参数；下方右图可见红色箭头所指，红色实线框(指定区域)与虚线框(实际瞳孔区域)重合

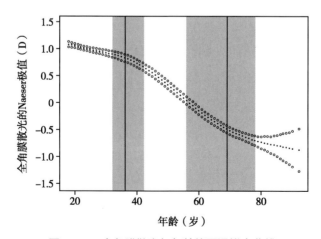

图 5-1-5 全角膜散光与年龄的平滑拟合曲线

因此，需要在术前与病人充分沟通，以确定是否预留一定的顺规散光，具体见表 5-1-1。

表 5-1-1　考虑年龄的全角膜散光矫正量推荐表

年龄（岁）	以 52 岁时全矫为目标（D）		以 69 岁时全矫为目标（D）	
	顺规散光	逆规散光	顺规散光	逆规散光
≤35	TCA−0.0131（35−Y）−0.74	TCA+0.75	TCA−0.0131（35−Y）−1.48	TCA+0.75
36～52	TCA−0.0449（52−Y）	TCA+0.0449（52−Y）	TCA−0.0449（69−Y）	TCA+0.75
53～68			TCA−0.0449（69−Y）	TCA+0.0449（69−Y）
≥69			TCA	TCA

TCA：全角膜散光；Y：年龄

例如对于 36 岁，全角膜散光 +3.00D@90° 的病人，以 52 岁时全矫为目标，现在应矫正的散光量为：

$$TCA-0.0449（52-Y）$$
$$=3.00-0.0449（52-36）$$
$$=2.28 \approx 2.25D$$

可以理解为现在做手术需要预留的顺规散光约为 0.75D，随着年龄改变，当病人到 52 岁时则只有 0.03D 的顺规散光，到 69 岁时则 0.73D 的逆规散光，总体来说，对病人全生命周期的视觉质量影响较小。

需要指出的是，目前关于全角膜散光随年龄的非线性变化规律是基于横断面研究得出，因此对于具体的病人，变化情况可能存在一定程度的个体差异，需要在医患沟通时明确。

第二节　根据全角膜球差优选非球面人工晶状体

传统的球面 IOL 植入术后，眼的总球差更趋正，峰值在 0.5μm 左右，导致大瞳孔下的视觉质量下降。之后，IOL 的光学部前、后两个表面或一个表面被设计成非球面，产生负球差（或零球差）以不同程度地抵消（或不增加）角膜的正球差，改善大瞳孔情况下的视觉质量。根据不同的设计理念，有些非球面 IOL 尝试术后达到全眼零球差，有些则保留少量正球差。

根据现有市面上 IOL 的消角膜球差能力，可以将 IOL 分成以下五类（表 5-2-1）：

1．高消球差非球面 IOL（高非球面 IOL）　消角膜球差能力>0.25μm。

2．中消球差非球面 IOL（中非球面 IOL）　0.15μm<消角膜球差能力≤0.25μm。

3．低消球差非球面 IOL（低非球面 IOL）　0.00μm<消角膜球差能力≤0.15μm。

4．零球差非球面 IOL（零球差 IOL）　消角膜球差能力为 0.00μm，即对角膜球差不增不减。

5．传统球面 IOL　IOL 自身为正球差，增加术后全眼正球差。

表 5-2-1　部分人工晶状体的球差情况

分类	人工晶状体型号	球差值（μm）
零球差 非球面 IOL	Adapt-AO	0
	Rayner 920H	0
	Softec HD	0
低消球差 非球面 IOL	AcrySof Restor +3D	−0.10
	Bio Vue PAL	−0.12
	Hexavision XO	−0.12
中消球差 非球面 IOL	Zeiss CT509M	−0.18
	Acrysof IQ	−0.20
	Acrysof IQ Toric	−0.20
	Promin A1-UV	−0.20
高消球差 非球面 IOL	Tecnis ZCB00	−0.27
	Tecnis ZMB00	−0.27
球面 IOL	Acrysof SA60AT Acrysof MA60BM Adapt Matrix Aurium 400/401	+0.18，随折射力、面形等改变而不同

然而，是否零球差就是最好呢？正球差对伪调节有一定的意义，人群全眼球差分布情况显示球差峰值正常年轻人在 0.1μm 左右，正常老年人在 0.2μm 左右，即正常人群在 0.1～0.2μm。因此，在手术规划时建议术后预留少量全眼正球差，例如 +0.10μm，对于有特殊需求的病人可做相应增减。每个人的角膜球差不一样，对于一些特殊情况，球差会有明显改变。例如病人既往有近视性角膜屈光手术（包括 PRK、LASIK 等），中央角膜变平，会有更高的正球差；如果是远视性屈光手术，周边角膜变平，会变为负球差。因此，要根据角膜的球差情况，结合病人的眼前节结构参数、视觉需求、年龄等因素个性化地选择合适的球面或非球面 IOL。

Pentacam 可以通过角膜的高度信息推算出角膜前、后表面及全角膜的像差（图 5-2-1）。在 Zernike Analysis 模块中，可以分别获得角膜前、后表面和全角膜的像差的 Zernike 多项式，其中均包含了球差的 RMS。

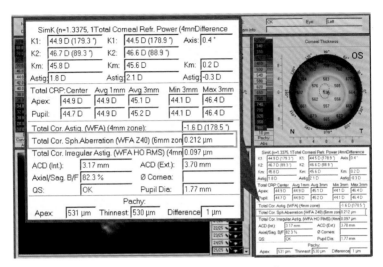

图 5-2-1 Pentacam 的球差结果示意图
Cataract Pre-Op 模式下的角膜球差，可见蓝色线框部分，该数值为 6mm
人工瞳孔直径下的全角膜球差（Total Cor. Sph. Aberration）的均方根

笔者通过大样本横断面研究发现角膜球差随年龄的非线性变化规律（图 5-2-2），全角膜球差的年龄拐点为 39 岁。20 至 39 岁，基本平稳；39 岁之后球差的增速平均为 0.057μm/10 年。

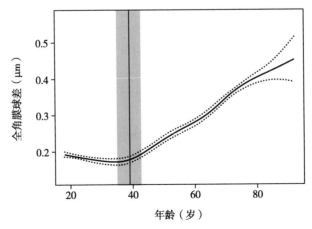

图 5-2-2 全角膜球差与年龄的平滑拟合曲线

因此，需要在术前与病人充分沟通，以确定是否预留一定的球差，具体见表 5-2-2。

表 5-2-2　考虑年龄的全角膜球差矫正量推荐表

年龄（岁）	全角膜球差矫正量（μm）*
≤39	TSA−（39−Age）×0.0013 +（76−39）/2×0.0057
40～76	TSA +（76−Age）/2×0.0057
≥76	TSA

*：参考中国人平均寿命 76 岁，以 58 岁时全眼球差 0μm 为目标；若不以 0μm 为目标，则减去相应的目标球差。

例如对于 40 岁的病人，全角膜球差 0.2μm，若目标以 58 岁时全眼球差为 +0.1μm，应矫正球差量为：

$$TSA+（76−Age）/2×0.0057 − 目标球差$$
$$= 0.2+（76−40）/2×0.0057−0.1$$
$$=0.203μm$$

则术后为 0μm，病人 58 岁时为 +0.1μm，76 岁时为 +0.2μm。总体来说，可实现各年龄段均能获得相对较好的视觉质量。

需要指出的是，目前关于全角膜球差随年龄的非线性变化规律是基于横断面研究得出，因此对于具体的病人，变化情况可能存在一定程度的个体差异，需要在医患沟通时明确。

一般而言，考虑到角膜平面与 IOL 平面差异对球差的影响以及正球差的意义，对于根据全角膜球差优选 IOL，建议如下：

1. 如果角膜球差≥0.35μm，选择高非球面 IOL。
2. 如果角膜球差为 0.25～0.35μm，选择中非球面 IOL。
3. 如果角膜球差为 0.20～0.25μm，选择低非球面 IOL。
4. 如果角膜球差为 0.05～0.20μm，选择零球差 IOL。
5. 如果角膜球差 <0.05μm，选择传统球面 IOL。

第三节　根据全角膜不规则散光优选多焦点人工晶状体

角膜不规则散光对于多焦点 IOL 尤其有意义。多焦点 IOL 通过重新分布进入眼内的光能，达到既可视远又可视近的目的。现有的多焦点 IOL 可分为两种主要类型：折射型、衍射型。近年来还出现了区域折射多焦点 IOL、三焦点 IOL、小阶梯光栅衍射 IOL。列举几种多焦点人工晶状体如下：

1. 阶梯渐进衍射多焦点 IOL Alcon ReSTOR 中央衍射区与周边折射区相融合,前光学面中央 3.4/3.6mm 直径区域为 7/9 个阶梯衍射环,阶梯高度和宽度由中央向周边递减,近附加为 +2.50D/+3.00D,球差 −0.2/−0.1μm。阶梯渐进衍射结构可以根据环境光照度变化提供有效光能分布,改善暗环境下视远功能。

2. 全光学面衍射多焦点 IOL AMO Tecnis ZMB00、Tecnis Symfony 和 Zeiss Lisa 809M。ZMB00 约 30 个衍射环,近附加 +4.00D,球差 −0.27μm。Symfony 采用 Echelette 小阶梯光栅衍射设计,全光学面有 9 个衍射环,近附加 +1.50D,在一定范围内呈现连续视程。

3. 三焦点 IOL Zeiss LISA tri 839MP、Alcon PanOptix。839MP 中央区 4.34mm 直径范围三焦点设计,周边双焦点,近 +3.33D,中 +1.66D,光能量分布远 50%、中 20%、近 30%,球差 −0.18μm。PanOptix 中央 4.5mm 直径范围为三焦点设计,近 +3.25D,中 +2.17D,球差 −0.1μm。

4. 区域折射多焦点 IOL Oculentis MF30/MF15,区域折射设计,近附加 3.00D/1.50D,零球差,光能丢失仅约 7%。

多焦点 IOL 在视网膜上的成像是一图像相对清晰地聚焦于视网膜上,另外的图像则高度离焦而细节难辨认,通过视觉的神经机制发生作用来选择并还原较清晰的那个像。因此,多焦点 IOL 的成像实际上不是清晰的单一焦点,而是模糊斑,是成像并不锐利的“软”焦点。如果在“软”焦点上再叠加明显不规则散光,那么“软”焦点会更加模糊,影响视觉质量,在手术规划时应对此引起重视。

根据 Pentacam 角膜屈光力地形图可以定性地观察角膜不规则散光。而角膜总高阶像差这一项可以定量地提供角膜不规则散光。一般建议把选择多焦点 IOL 的角膜不规则散光(4mm 区)临界值定为 0.3μm。

- 角膜不规则散光<0.3μm,可以考虑多焦点 IOL。
- 0.3μm≤角膜不规则散光<0.5μm,选择多焦点 IOL 需要慎重。
- 角膜不规则散光≥0.5μm,表示有明显的不规则散光,不是多焦点 IOL 的适应证。

临床上,对于角膜不规则性较高的病人,例如明显的角膜中央云翳(图 5-3-1)、翼状胬肉(图 5-3-2)或圆锥角膜(图 5-3-3),不推荐植入多焦点 IOL,以减少光干扰现象对视觉的影响。

笔者通过大样本横断面研究发现角膜高阶像差随年龄的非线性变化规律,全角膜高阶像差的年龄拐点为 46 岁。18 至 46 岁,全角膜高阶像差的增速平均为 0.003μm/10 年;46 岁之后,增速平均为 0.036μm/10 年。

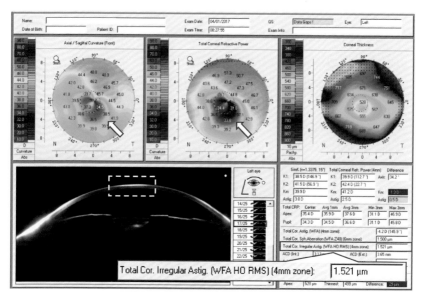

图 5-3-1　不规则散光的 Pentacam 图（角膜云翳）

上排角膜地形图显示中央及下方角膜形态不规则（红色箭头），左下 Scheimpflug 图中角膜中央区可见角膜基质密度增高（白虚线框），提示角膜混浊；右下眼前节参数中，可见角膜不规则散光 1.521μm（红色框）

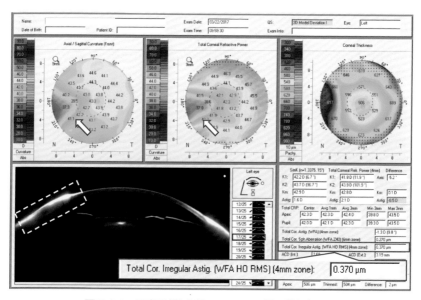

图 5-3-2　不规则散光的 Pentacam 图（翼状胬肉）

上排角膜地形图显示鼻侧角膜因胬肉生长变平（红色箭头），左下 Scheimpflug 图中鼻侧角膜表面可见高信号影（白虚线框），提示翼状胬肉；右下眼前节参数中，可见角膜不规则散光 0.370μm（红色框）

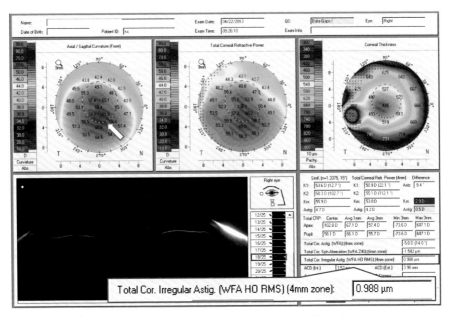

图 5-3-3　不规则散光的 Pentacam 图（圆锥角膜）

上排角膜地形图中，中央偏下方，曲率明显升高（蓝色箭头），提示圆锥角膜；右下眼前节参数中，可见角膜不规则散光 0.988μm（红色框）

　　例如对于某 47 岁病人，4mm 区全角膜高阶像差 0.46μm，是否适合植入多焦点 IOL？可以预期当病人 61 岁时，角膜高阶像差 = 0.46+（61−47）×0.0036=0.51μm，这么明显的高阶像差可干扰多焦点 IOL 的光学性能发挥，因此，不建议选择多焦点 IOL。

　　需要指出的是，目前关于全角膜高阶像差随年龄的非线性变化规律是基于横断面研究得出的，因此对于具体的病人，变化情况可能存在一定程度的个体差异，需要在医患沟通时明确。

第四节　根据角膜前后表面曲率半径比优选人工晶状体屈光度数

　　Pentacam 的白内障术前信息图提供了病人的角膜前后表面曲率半径比值，该值基于角膜前后表面 4mm 区域内的角膜曲率半径。一般认为角膜 B/F Ratio≥80% 时，可以采用常规的 IOL 屈光度数计算公式。低于此值时，需要考虑特定的 IOL 屈光度数计算公式。

　　B/F Ratio 在结果输出界面显示为 Axial/Sag. B/F Ratio。图 5-4-1 所示的

病人存在蓝色的低曲率区，代表着中央切削区。B/F Ratio 是 74.3%。因此，对于这个病人不能采用常规的 IOL 屈光度数计算公式。

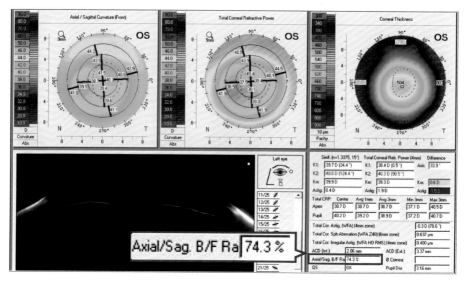

图 5-4-1　角膜前后曲率半径比异常的 Pentacam 图

B/F Ratio 值在角膜屈光手术后人工晶状体选择中具有独特、重要的意义。角膜屈光手术迅猛发展，现在已经有 20 年前的 PRK 或者 LASIK 术后病人由于白内障而来就诊。他们能在 20 年前有勇气选择角膜屈光手术，反映了他们对视觉质量的重视。今天，他们要求做白内障手术，他们会有同样的要求。将来这样的病人会更多。我们需要迎接这个挑战。至少要在术前认识到角膜形态的变化，并据此采用特定的人工晶状体屈光度数计算公式。目前，角膜屈光手术后 IOL 屈光度数计算的准确性低于未行过角膜屈光手术的正常人群。一般认为，导致角膜屈光手术后 IOL 屈光度数计算误差的主要原因包括以下三方面：

（一）角膜真实屈光力测量不准确

角膜屈光手术改变了角膜的前表面形态，而角膜曲率计（例如 IOLMaster、Lenstar 等）测量的是角膜旁中央环上若干点的角膜曲率，不能全面反映角膜整个区域，尤其是中央平坦区域的屈光力。故当角膜中央越平坦，仪器测量的位置越远离角膜中央，则误差越大。对于近视角膜屈光术后，该类仪器普遍高估了角膜屈光力，导致术后的远视偏差。

（二）屈光系数错误

基于角膜前表面的仪器如角膜曲率计、角膜地形图仪等均使用标准化的角膜屈光系数（多为 1.3375），将测量获得的角膜前表面曲率转换成整个角膜屈光力。该转换公式基于以下两个假设：角膜厚度为 Gullstrand 模型眼所描述的 500μm；角膜前后表面曲率之比为固定常数（正常角膜约为 82%）。而角膜屈光手术后的角膜厚度和角膜前后表面曲率比均发生了较大改变，沿用 1.3375 的标准化屈光系数将导致较大的误差。

（三）人工晶状体计算公式不合适

人工晶状体计算公式（Hoffer Q、Holladay I、SRK/T）通过眼轴或角膜曲率预测术后人工晶状体的位置。但是多数角膜屈光术后的前房深度并未发生明显改变，故通过更平坦的角膜曲率来预测术后 IOL 的位置将导致误差。

研究指出，角膜屈光手术后病人的白内障术后的屈光误差（实际残留屈光度数与预留屈光度数的差值）与 B/F Ratio 相关：

* 当用 Holladay I 公式进行人工晶状体计算时，术后屈光误差与 B/F Ratio、眼轴相关，校正公式为：

$$（5.73-8.69×B/F\ Ratio-0.69×前表面曲率半径+0.29×眼轴）×1.5$$

* 当用 SRK/T 公式进行人工晶状体计算时，术后屈光误差仅与 B/F Ratio 相关，校正公式为：

$$（9.11-10.81×B/F\ Ratio）×1.5$$

该校正公式显示，当 B/F Ratio 每改变 1% 时，需要校正 0.162 15D：

* 即使 B/F Ratio 为人群平均值 82% 时，仍需要校正 +0.37D；
* 当 B/F Ratio=84.27% 时，所需的校正量为 0；
* 当 B/F Ratio 偏离 5% 时，所需的校正量高达 0.81D。

可以看出不仅仅是角膜屈光手术后的病人需要进行人工晶状体屈光度数校正，未行角膜屈光手术但 B/F Ratio 偏离正常人群值的病人也可能需要进行人工晶状体屈光度数校正。但目前尚无研究针对正常人群的 B/F Ratio 进行人工晶状体屈光度数计算误差的回归分析，这部分人群的 IOL 屈光度数计算尚有待进一步研究。

针对角膜屈光手术后的病人，目前临床上的 IOL 屈光度数计算方式很多，详见第四章第三节。目前常用的网络平台计算方法是：

* 美国白内障和屈光手术学会（American Society of Cataract and Refractive Surgery，ASCRS）网站的角膜屈光手术后人工晶状体屈光度数计算器（http://iolcalc.ascrs.org），可选择近视激光术后（图 5-4-2）、远视激光术后以及放射状角膜切开术后。

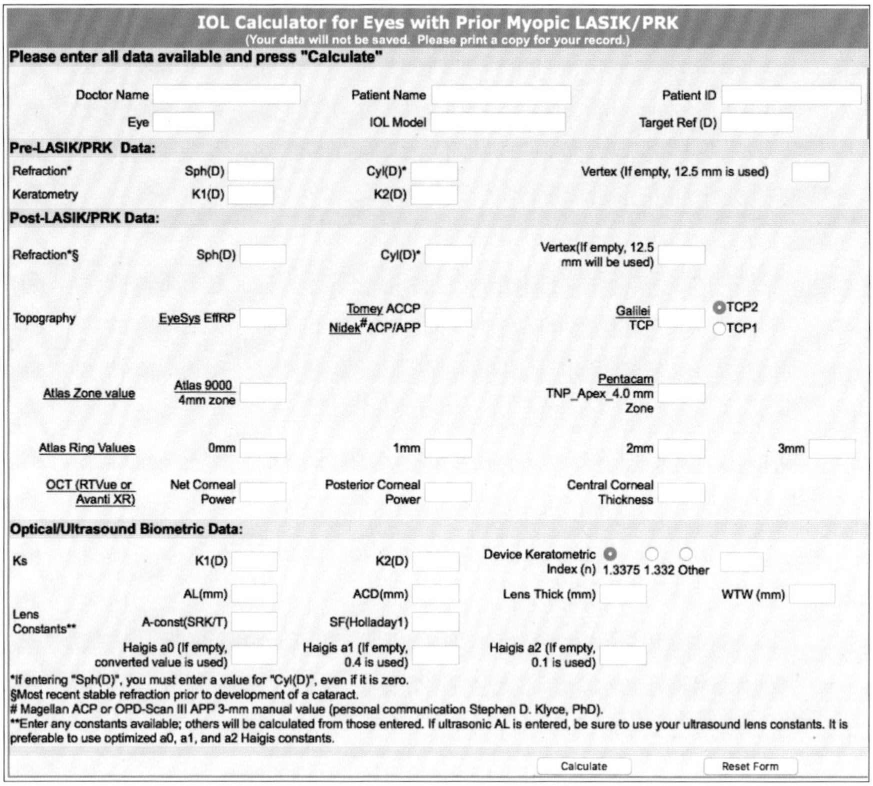

IOL Calculator for Eyes with Prior Myopic LASIK/PRK
(Your data will not be saved. Please print a copy for your record.)
Please enter all data available and press "Calculate"
Doctor Name　Patient Name　Patient ID
Eye　IOL Model　Target Ref (D)
Pre-LASIK/PRK Data:
Refraction*　Sph(D)　Cyl(D)*　Vertex (If empty, 12.5 mm is used)
Keratometry　K1(D)　K2(D)
Post-LASIK/PRK Data:
Refraction*§　Sph(D)　Cyl(D)*　Vertex(If empty, 12.5 mm will be used)
Topography　EyeSys EffRP　Tomey ACCP Nidek#ACP/APP　Galilei TCP　TCP2　TCP1
Atlas Zone value　Atlas 9000 4mm zone　Pentacam TNP_Apex_4.0 mm Zone
Atlas Ring Values　0mm　1mm　2mm　3mm
OCT (RTVue or Avanti XR)　Net Corneal Power　Posterior Corneal Power　Central Corneal Thickness
Optical/Ultrasound Biometric Data:
Ks　K1(D)　K2(D)　Device Keratometric Index (n)　1.3375　1.332　Other
AL(mm)　ACD(mm)　Lens Thick (mm)　WTW (mm)
Lens Constants**　A-const(SRK/T)　SF(Holladay1)
Haigis a0 (If empty, converted value is used)　Haigis a1 (If empty, 0.4 is used)　Haigis a2 (If empty, 0.1 is used)
*If entering "Sph(D)", you must enter a value for "Cyl(D)", even if it is zero.
§Most recent stable refraction prior to development of a cataract.
Magellan ACP or OPD-Scan III APP 3-mm manual value (personal communication Stephen D. Klyce, PhD).
**Enter any constants available; others will be calculated from those entered. If ultrasonic AL is entered, be sure to use your ultrasound lens constants. It is preferable to use optimized a0, a1, and a2 Haigis constants.
Calculate　Reset Form

图 5-4-2　美国白内障和屈光手术学会角膜屈光手术后人工晶状体屈光度数计算器

● 亚太白内障和屈光手术医师协会（Asia-Pacific Association of Cataract and Refractive Surgeons，APACRS）网站的 Barrett True-K 公式（http://www.apacrs.org/disclaimer.asp?info=2，图 5-4-3）。

病人术前需要行 Pentacam 检查、IOLMaster 或 Lenstar（LS 900）、Atlas 角膜地形图。

进入上述人工晶状体屈光度数计算网站，尽可能多地填写所需参数，并获取计算结果。参考上述两个人工晶状体屈光度数计算器的结果选择合适的 IOL 屈光度数。当上述各方法、公式间的计算结果有较大出入时，更推荐参考 ASCRS 中仅使用当前角膜参数所计算的结果。

在选择好人工晶状体之后，建议同时准备两枚备用 IOL，分别比预选的人工晶状体屈光度数高和低 0.50D。在白内障手术过程中，有条件的单位可使用实时波前像差分析仪（Optiwave Refractive Analysis，ORA）确认所需的 IOL 屈光度数，若 ORA 的结果与预选好的 IOL 的屈光度数差异较大，则从备选 IOL 中选择合适的 IOL。

BARRETT TRUE K FORMULA - FOR PRIOR MYOPIC OR HYPEROPIC LASIK/PRK
Patient Data Universal Formula Formula Guide
K INDEX 1.3375 K INDEX 1.332
Calculate Reset Form ENTER DATA AND CALCULATE
Doctor Name Patient Name Patient ID
Lens Factor (-2.0~5.0) or A Constant (112~125) Personal Constant
History OD: Myopic Lasik History OS: Myopic Lasik
Pre-Lasik Ref. (R) Post-Lasik Ref. (R) Pre-Lasik Ref. (L) Post-Lasik Ref. (L)
Measurements: OD OS
Axial Length (R) (12~38 mm) Axial Length (L) (12~38 mm)
Measured K1 (R) (30~60 D) Measured K1 (L) (30~60 D)
Measured K2 (R) (30~60 D) Measured K2 (L) (30~60 D)
Optical ACD (R) (0~6 mm) Optical ACD (L) (0~6 mm)
Target Ref. (R) 0 (-10~10 D) Target Ref. (L) 0 (-10~10 D)
Optional:
Lens Thickness (R) (2~8 mm) Lens Thickness (L) (2~8 mm)
WTW (R) (8~14 mm) WTW (L) (8~14 mm)

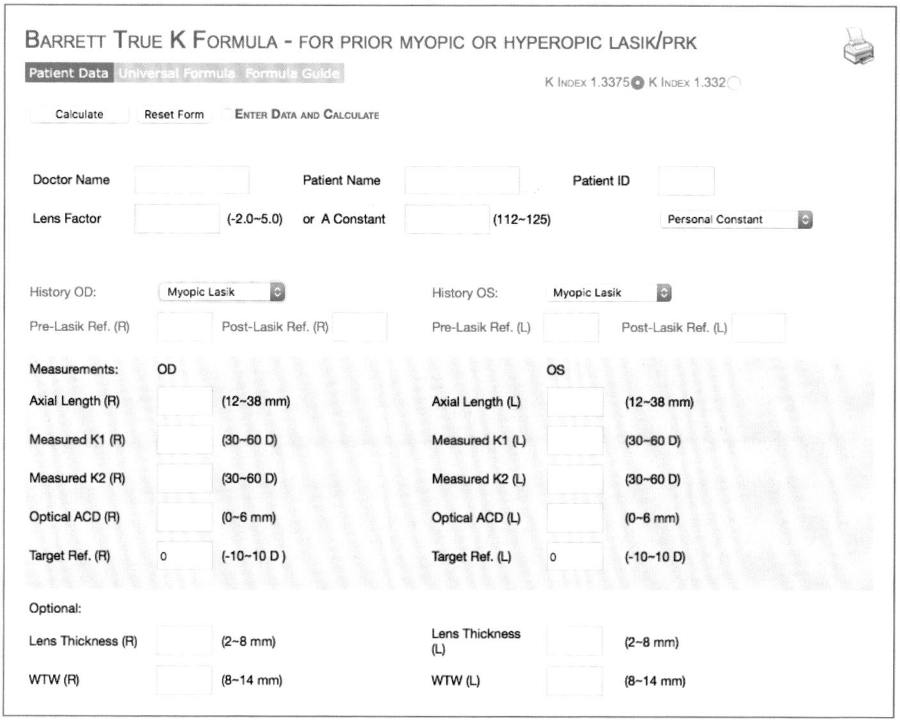

图 5-4-3　亚太白内障和屈光手术医师协会 Barrett True-K 公式

第五节　Kappa 角或 alpha 角

对于功能性 IOL，居中性非常重要。人工晶状体在植入人眼后，基本可以根据事先设计好的光学条件在视网膜上实现成像，但是可能会有部分设计条件预期之外的光也通过人工晶状体同时成像在视网膜上，产生光干扰现象，若引起病人不适甚或降低视觉质量，称为光干扰症（dysphotopsia）。尤其是多焦点 IOL（包括衍射型和折射型），IOL 偏心或倾斜可引起高阶像差增大，导致相应的光干扰现象，明显的可引起光干扰症。

对于 toric IOL 来说，偏心会造成散光矫正效果的下降，也会影响视觉质量。非球面 IOL 在偏心时，彗差可能会增加，有研究显示，当第一代和第二代非球面 IOL 发生偏心时，消球差值越大，产生的彗差越大。第三代非球面 IOL（高次非球面 IOL、非恒定非球面 IOL）对抗偏心的能力有所提高，但尚有待临床进一步验证。

对于存在明显 κ 角或 α 角的病人，临床上有时会根据视轴来调整 IOL 中心,例如手术医师将 IOL 中心放置在偏向鼻侧的位置,以与视轴对齐。尽管如此,对于视轴偏离囊袋解剖学中心较远的病例,即 κ 角或 α 角较大者,很难做到 IOL 与视轴对齐。因此如果在术前就了解到病人存在较大角度的 α 角或 κ 角,预计无法通过调整 IOL 实现与视轴对齐,那么就要避免选择多焦点 IOL 或者其他的功能性 IOL。

在手术规划时建议:

● α 角在 0.3mm 以内,可以考虑植入多焦点 IOL。

● α 角为 0.3～0.5mm,需要谨慎考虑多焦点 IOL,或考虑植入光学区的中央折射直径设计较大的多焦点 IOL。

● α 角大于 0.5mm 时,不推荐植入多焦点 IOL,甚至不推荐选用非球面单焦点 IOL,以减少偏心带来的彗差的增加。

对于 κ 角在屈光性白内障手术的临床应用尚缺乏明确的指南,当临床上无 α 角的测量仪器时,可以考虑用 κ 角替代,并参照 α 角的 IOL 选择策略。

(俞阿勇)

第 六 章

术前眼部其他检查

对于精准屈光性白内障手术，除了精准的眼生物测量和角膜光学特性测量之外，还需要在术前对眼部进行其他检查，以期全面了解病人的眼部情况，预判术中可能的情况和术后视觉，并做相应的规划，为成功手术提供保障。

第一节　视　功　能

白内障导致视觉受损程度与晶状体的混浊程度和混浊部位有关。视力检查作为一种简便易行的主观视功能检查方法，可在一定程度上反映白内障导致的视觉损害。目前我国检查视力采用标准对数视力表（详见第一章第二节）。对裸眼视力低下者，应行矫正视力或针孔视力检查，以了解屈光不正对视力的影响。

对于由于混浊的晶状体遮挡了对眼底的直接观察，而矫正视力仍低下者，应行以下主客观检查来评估视功能：

1. 光定位检查　是一种简易评估视功能的主观检查方法。嘱病人向前直视，检查者在距病人约 40cm 处的九个不同方位放置光源（一般为笔灯），嘱病人指出光源所在处，以观察患眼的光定位是否准确。并可将红绿玻璃片置于光源前检测患眼的辨色力。当光定位不准或红绿不辨时，提示患眼的视网膜和黄斑功能可能不正常。

2. 马氏杆检查　是一种简易评估黄斑功能的主观检查方法。将马氏杆平行放置于病人眼前，点光源距离 35cm。若病人看到一连续的直线，说明黄斑功能尚好；若光线弯曲或者中断，则提示黄斑病变。当屈光介质混浊明显时，会影响检查结果。

3. 视觉电生理检查　是一种无创性的客观检查方法，可以评估视功能是否受到损害以及损害程度，初步判断病变的定位。常包括视网膜电图检查（electroretinogram，ERG）和视觉诱发电位检查（visual-evoked potential，VEP）。

ERG 主要反映视网膜感光细胞到双极细胞及无长突细胞的功能。其中闪光 ERG（FERG）主要反映视网膜第一、第二神经元的功能。图形 ERG（PERG）主要反映视网膜第三神经元的功能。暗视 ERG 测定周边视网膜视杆系统功能。明视 ERG 测定后极部视网膜的功能，主要反映视锥系统的功能。闪烁 FERG、局部 ERG（local electroretinogram，LERG）及 PERG 则主要反映黄斑视网膜的功能。振荡电位主要反映视网膜血循环的状况。

VEP 主要反映视网膜神经节细胞至视觉中枢的传导功能。VEP 是判断视网膜功能好坏的重要指标，其中闪光 VEP（FVEP）主要反映黄斑区功能、视路传导功能和视皮质功能；图形 VEP（PVEP）主要反映视网膜黄斑区中心凹功能、视网膜神经节细胞到视皮质的形觉信息的传递功能和视皮质功能。

FERG 和 FVEP，可判断病人视觉损害是由屈光介质混浊引起还是合并有视觉神经方面病变，能够较准确地预测白内障手术后视功能恢复情况。FERG 对黄斑中心凹局限病变及视神经受损病人评估效果不佳，而对于黄斑中心凹病变及视神经病变的病人，术前 FVEP 检查结果可在一定程度上预测术后视功能情况。两种方法结合起来综合评估比单一方法更具优势。但是在量化、特异性等方面需要进一步改进。对于先天性白内障合并弱视病人的视功能评估仍有局限。

对于晶状体不完全混浊而保留部分透明区域的白内障病人，可以在术前采用以下主客观检查法来评估视功能：

1. 激光干涉视力仪检查 是一种评估视功能的主观检查方法，尤其适用于晶状体中度混浊者。检查时散大瞳孔，激光干涉视力仪发出两束分离的氦 - 氖激光，经晶状体的相对透明区投射到视网膜上，利用杨氏双缝干涉原理，在视网膜上产生粗细可调的干涉条纹（即不同空间频率的明暗条纹），条纹的宽度与条纹之间的距离相等。开始检查时，将光栅调到最大，使产生的条纹最粗，逐渐调细条纹直到病人不能分辨，再调至病人刚能分辨的最细条纹，在仪器上根据条纹宽度可换算成 Snellen 视力，此即为激光干涉视网膜视力。为了确认病人观察是否正确，可变换条纹的方向，若回答正确，则为观察无误。视网膜视力在 0.06 以下或仅有光感提示视力预后不良。

2. 潜视力仪检查（potential visual acuity，PVA） 是一种评估视功能的主观检查方法。散瞳后在屈光矫正的基础上，打开安装在裂隙灯上的仪器，将

Snellen 视力表通过 0.1mm 的光束，经晶状体的相对透明区直接投射到视网膜上。让病人读出能看清的最小一行，对照仪器所附的视力表，即可预测患眼术后可能获得的视力。

上述两种主观检查方法可以在一定程度上排除屈光介质的干扰，直接测量黄斑分辨二维空间细节的能力，能在一定程度上评估黄斑功能，预测术后视力。但是检查需要病人配合，高龄病人应用受到限制。当屈光介质混浊明显时，会影响检查结果，成熟期白内障检查效果差，有待进一步改进。

3. OQAS 视觉质量检查　是一种评估视功能的客观检查方法，能够纯粹在光学功能方面量化模拟白内障对视觉的影响。可参考不同年龄段的眼光学质量正常参考值（表 6-1-1）判断白内障对视觉质量的影响。

表 6-1-1　国人眼光学质量正常参考值

年龄段（岁）	调制传递函数截止频率(cpd)	Strehl 比值	OV 100%	OV 20%	OV 9%	客观散射指数
20～29	42.43～45.39	0.25～0.27	1.42～1.52	1.45～1.58	1.09～1.19	0.17～0.97
30～39	38.72～43.13	0.22～0.25	1.29～1.44	1.31～1.48	1.31～1.50	0.17～1.20
40～49	35.26～39.07	0.19～0.22	1.18～1.30	1.14～1.29	1.12～1.28	0.10～1.25
50～59	34.98～38.40	0.19～0.21	1.17～1.28	1.14～1.26	1.12～1.24	0.23～1.13
60～69	26.67～30.37	0.15～0.17	0.89～1.02	0.84～0.98	0.82～0.95	0.30～2.23[*]

注：OV 示 OQAS 值；[*]示正态分布，参考值范围均取第 5、95 百分位数

OQAS 还可通过 100% 模拟对比度视力与病人验光视力的比较来了解白内障病人的视觉神经方面功能，为术后视觉的预测提供参考，具体如下：

（1）如果模拟对比度视力≥验光视力，提示视力下降不全是由白内障导致，可能还存在视觉神经方面的损害。此时单纯行白内障手术后视力恢复可能不佳，不能完全解决视力问题，是否行白内障手术需谨慎。

（2）如果模拟对比度视力<验光视力，提示视力下降是由白内障造成的，预测术后视力提高可能性大，可以建议手术。

此外，术前需要了解病人的优势眼和双眼视功能情况，用于手术规划时 monovision 或多焦点人工晶状体的方案设计。优势眼（或主视眼）是指人眼在确定物体的空间位置时，起主导作用的眼，临床上一般指远用优势眼。检查方法有：拇指法、卡洞法、辐辏近点法、棱镜法和 Worth 四点法，其中拇指法和卡洞法是临床最为常用的，且两者被认为是等效的。但有研究发现，白内障术前优势眼在一定程度上受白内障的影响，而白内障手术能够引起部分病人的优势眼转变。

第二节 眼 前 节

一、外眼

外眼检查时应注意病人一般健康状况，头位是否偏斜，面部是否对称，额纹是否正常，有无面肌与知觉麻痹，前额、眼睑有无疱疹等皮肤病变。眼睑位置有无异常，例如上睑下垂、睑外翻和内翻，必要时应先予以矫正。眼睑皮肤有无水肿、炎症等病变，若有应先予以控制。眼睑运动有无异常，例如眼睑麻痹或痉挛等表现，必要时术中可予以眼睑局部麻醉等处理。睑缘有无充血、鳞屑、溃疡等，睫毛及睑板腺功能，若考虑有感染风险，应先治疗。

正常眼球突度为 12～14mm，双眼相差不超过 2mm，若有异常应排除眶内肿物、甲状腺相关眼病等。采用遮盖试验、去遮盖试验、交替遮盖试验及Hirschberg 角膜映光法初步判断病人眼位，若眼位异常或有复视等表现，进一步行眼位检查，例如同视机等。

眼球运动检查：分为双眼和单眼运动检查。双眼运动的检查主要作为了解双眼眼球运动的协调性和运动功能的强弱程度，检查者手持笔灯，位于病人面前 40cm 处。灯光从检查者的眼前正中开始，将灯光移动至另外 8 个方位，如图 6-2-1 所示，各象限灯光移动约 40°。同时观察病人的角膜映光点，整个过程需注意：眼球运动的流畅度、跟随灯光的准确度和移动范围，若病人报告某象限有复像，需进行精确的眼肌测量分析。单眼运动的检查主要是了解单眼某肌肉最基本的功能及代偿情况，让病人遮闭一

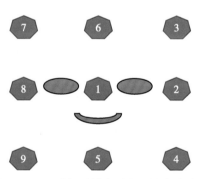

图 6-2-1 眼球运动检查时光源的移动位置

眼后，另一眼在各方位做运动，观察眼球运动是否到位。

眼球震颤：包括生理性和病理性震颤。白内障术前一般临床上关注的是病理性震颤。除了常规眼科检查外，可行眼球震颤仪检查，包括眼震电图和红外视频眼震仪，前者易受干扰，精度差；后者可以对眼球震颤的振幅、震频、震强、波形进行较为精确的量化分析。严重时应考虑球后阻滞麻醉或全麻下行白内障手术。

二、眼表

术前应评估病人眼表健康状况,必要时先治疗眼表疾病,之后再行白内障手术。

1. 泪河高度 是泪液的储存库,可作为初步判断泪液分泌量的指标。通常观察下睑缘泪河高度,正常为 0.3~0.5mm。使用 OCT、Keratograph 5M 等仪器测量泪河高度是一种非侵入性、客观的检查方法,可以辅助诊断,随访疗效。泪河高度测量结果受环境的温度、湿度,眼部解剖结构等因素影响。

2. 侵入性泪膜破裂时间(tear break-up time,TBUT) 是评估泪膜稳定性的重要指标。使用荧光素钠将泪膜染色,嘱病人瞬目 3 次后平视前方,在裂隙灯钴蓝光下,用宽裂隙光带观察从最后一次瞬目后睁眼至角膜出现第 1 个黑斑的时间。测量 3 次,取平均值。TBUT 正常值范围为 10~45 秒,<10 秒为泪膜不稳定。TBUT 检查价廉、操作简便,但受睑裂大小、温度、湿度、光线、荧光素钠用量、泪道通畅程度及操作者的熟练程度等多种因素影响,可重复性差。

3. 非侵入性泪膜破裂时间(noninvasive tear break-up time,NITBUT) 可采用泪膜镜检查,通过弥散光在脂质层产生衍射形成图像。泪膜镜除了可测定 NITBUT、泪河高度等指标,还可观察泪膜脂质层形态、厚度、稳定性。NITBUT 也可采用角膜地形图仪等设备检查。NITBUT 由于无须使用荧光素钠,刺激性小,可降低反射性泪液分泌的影响,且不受检查者的主观判断影响。

4. 泪液分泌试验(Schirmer test) 包括 Schirmer I 和 Schirmer II。Schirmer I 试验反映基础泪液分泌,在安静、暗光环境下,将泪液检测滤纸条头端 5mm 处反折并置于下睑中外 1/3 交界处结膜囊内,嘱病人轻闭双眼 5 分钟后取下,测量滤纸被泪水浸湿的长度,如果检查前滴表面麻醉剂,Schirmer 试验主要评估副泪腺的功能,短于 5mm 为分泌不足;如果检查前不滴表面麻醉剂,Schirmer 试验主要评估泪腺的功能,<10mm 为分泌不足,<5mm 为干眼。Schirmer II 试验方法是在进行 Schirmer I 试验的同时,用小棉拭子在中鼻甲前缘刺激鼻黏膜,测量最大反射分泌泪液量,可辅助诊断干燥综合征。

5. 泪液渗透压 是反映泪液更新频率及蒸发的重要指标。渗透压升高影响泪膜稳定性,引起炎症反应。TearLab 泪液渗透压计在 1 秒内采集 40~50nl 泪液,实时测量,直接读数,整个过程耗时约 2 分钟,且对眼表刺激极微,最大限度地避免了反射性泪液的影响。但准确性和可重复性欠佳,诊断阈值缺乏统一标准,有待进一步的研究。

6. 荧光素染色 将 1% 荧光素钠滴入结膜囊 1 滴,嘱病人瞬目 2~3 次,使染料分布均匀。裂隙灯显微镜钴蓝光观察。着色部位提示角膜上皮的缺损。根据着色情况评分，荧光素着色阴性为 0 分；散在点状荧光素着色为 1 分；略密集荧光素着色点为 2 分，密集点状或斑片状着色为 3 分。将角膜分成 4 个象限，按象限记分。总分数范围 0～12 分。

7. 虎红染色　用于检查角结膜上皮的缺损，敏感性高于荧光素染色。虎红着色阴性为 0 分；散在红色点状着色为 1 分；略密集红色点状着色为 2 分；密集红色点状或斑片状着色为 3 分。将睑裂区眼表分为鼻侧结膜、角膜和颞侧结膜 3 个部分，按每部分记分，分数范围为 0～9 分。

丽丝胺绿也可用于结膜活变性细胞的染色，无虎红染料的刺激性，受检者不适感减轻。

8. 乳铁蛋白（laetoferrin，LF）　反映泪液分泌功能。正常值为 1.14～1.78mg/ml。当泪腺分泌量减少时，LF 质量浓度下降。在干眼病人中此值下降，且随着病程进展而持续下降。69 岁以前低于 1.04mg/ml 为干眼，70 岁以后低于 0.85mg/ml 为干眼。

9. 活检及印迹细胞学检查　干眼病人的结膜杯状细胞密度降低，细胞核质比增大，上皮细胞鳞状化生，角膜细胞结膜化，通过计算结膜细胞中杯状细胞密度，可间接评估干眼严重程度。

10. OQAS 泪膜检查　是目前唯一评估泪膜光学动态变化的客观检查方法。可以让受检者保持自然瞬目，也可以保持睁眼（不瞬目）来检查，两者的意义不同。如果测量受检者瞬目后保持睁眼 10 秒内的 OSI 动态变化，存在四种 OSI 变化模式（图 6-2-2）。

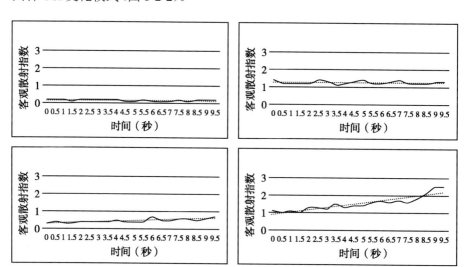

图 6-2-2　泪膜客观散射指数随时间变化曲线的四种模式
左上：平稳低值模式；右上：平稳高值模式；左下：上升低值模式；右下：上升高值模式

（1）平稳低值模式：OSI 值与时间无正相关，且 OSI 平均值小于 1.0。提示无干眼。

（2）平稳高值模式：OSI 值与时间无正相关，且 OSI 平均值大于等于 1.0。对于静态 OSI 低值的受检者，可能存在干眼。

（3）上升低值模式：OSI 值与时间呈正相关，且 OSI 平均值小于 1.0。可能存在干眼。

（4）上升高值模式：OSI 值与时间呈正相关，且 OSI 平均值大于 1.0。极可能存在干眼。

还可根据泪膜平均散射指数值（Mean OSI）和基础 OSI 测量值来计算泪膜 OSI（TF-OSI），即 TF-OSI = Mean OSI-OSI，来判断是否存在干眼（表 6-2-1）。

表 6-2-1　泪膜 OSI（TF-OSI）解读

TF-OSI	结果分析	处理
TF-OSI<0.6	无干眼	/
0.6≤TF-OSI<1.2	介于健康眼与干眼之间	休息，适当人工泪液干预治疗
TF-OSI≥1.2	干眼	药物或者手术治疗

OQAS 对泪膜功能的检查客观、无创、简便、准确、量化，可据此辅助干眼诊断，决定治疗时机、治疗手段，以及随访，保障精准屈光性白内障手术的效果。

三、角膜内皮细胞

非接触式角膜内皮镜能定性和定量地检测角膜内皮细胞，检测指标包括角膜内皮细胞密度（endothelial cell density，ECD）、细胞面积变异系数（coefficient of variation，CV）、平均细胞面积（average size，AVE）以及六边形细胞比例（percentage of hexagonal cells，HG%）等。CV 是对角膜内皮细胞功能早期改变较为敏感的指标；ECD 和 AVE 可以作为观察角膜内皮细胞功能及储备能力的指标；HG% 是观察角膜内皮有无损伤和不稳定的敏感指标。此外，共聚焦显微镜也能非侵入性地提供实时高分辨率图像。

四、前房深度和房角

裂隙灯照相和 A 型超声是较早用于检查前房特征的方法，但是仅为一维数据，无法整合为三维影像，不能用于分析整个房角。房角镜不属于客观定量检测。新型眼前节检测仪器的出现，使得眼前节参数测量更加客观、量化。

1. 超声生物显微镜（ultrasound biomicroscope，UBM）　利用超高频超声

技术来观察眼前节断面图像，提供高分辨率的二维房角结构图像。可以清晰地显示房角结构，其二维图像可从解剖学角度分析并显示房角关闭原因和机制。UBM 操作较复杂、耗时长、需接触眼球、使用表面麻醉剂，眼部有活动性病变的病人禁忌。

2. Pentacam 三维眼前节分析系统　属于 Scheimpflug 成像系统。可在 2 秒内扫描 25 张或 50 张图，进行重建以获得整个眼前节三维图像，显示眼前节测量值，包括中央角膜厚度、前房角、中央前房深度、前房容积和瞳孔直径大小等。但 Scheimpflug 拍摄系统并不能呈现真正的前房角结构，难以穿透角膜白斑或云翳，拟合结果精确性不如 OCT 检查。

3. 眼前节光学相干断层扫描仪（anterior segment optical coherence tomography，AS-OCT）　采用 1310nm 的红外波长，能够清晰显示前房结构并测量其相关参数，包括前房角、前房深度、前房内径、前房角开放距、房角隐窝区、小梁虹膜接触长度及空间等。但受屈光介质和虹膜色素上皮层影响，不能观察到虹膜之后的组织结构，例如后房与睫状体。

4. Sirius 眼前节分析仪　利用旋转的 Scheimpflug 相机采集角膜前后表面曲率、高度、厚度、形态、前房相关参数和晶状体等数据；Placido 盘采集眼表相关数据及角膜前表面曲率、高度、形态等数据。但 Sirius 易受到干眼的影响。

5. IOLMaster　测量前房深度时，使用带图像分析系统的裂隙灯测量前房。右眼从右边、左眼从左边均以大约和视轴成 30° 的角度照射，通过电脑图像分析系统得出结果。故其测量准确性存在争议。近期推出的 IOLMaster 700，有报道称其前房深度测量准确性较好。

6. Lenstar 900　将传统的 Michelson 干涉仪和光纤探测技术相结合，能够一次就测出角膜厚度、前房深度、晶状体厚度和眼轴长度，无须重新定位视轴。但测量时间相对较长，约为 IOLMaster 的两倍，屈光介质混浊明显者无法测量。

五、瞳孔

术前检查瞳孔大小、对光反射和瞳孔散大能力，是否有粘连，有助于制订手术方案。正常时双眼瞳孔等大，对光反射灵敏。若双眼瞳孔不等大，又无眼外伤、手术史、虹膜睫状体炎所造成的双侧瞳孔不等或瞳孔对光反射异常，提示病人视力下降的原因除了白内障之外，可能还有其他疾病，白内障术后视力可能不理想。对于老年性瞳孔强直及青光眼长期应用缩瞳剂，瞳孔不能散大或有瞳孔后粘连者，术中应作相应处理。对于瞳孔直径在亮视状态小于

2mm 且间视状态时大于 6mm 的病人，不推荐植入多焦点人工晶状体。

Marcus-Gunn 瞳孔检查：可作为一种客观检查方法判断单侧或双侧不对称性视神经病变，提示视交叉前瞳孔传入纤维受损。检查时嘱病人注视远视标，检查者用电筒照射右眼 3～5 秒，然后迅速把电筒移到左眼，照射左眼 3～5 秒，再把电筒迅速移回右眼，照射相同的时间，重复以上的操作 3～4 次。每次照射的光强度要一致。当光线刚到达瞳孔以及在瞳孔停留 3～5 秒期间，要仔细观察被照眼瞳孔的大小和反应速度，如果两眼被照时瞳孔收缩的程度和幅度相同，则 Marcus-Gunn 瞳孔阴性（MG⁻）；如果两眼被照时瞳孔收缩的程度和幅度不同，则认为 Marcus-Gunn 瞳孔阳性（MG⁺）。瞳孔收缩幅度小或者收缩慢，甚至放大的一侧为病变侧。

六、晶状体

检查时应注意晶状体是否透明，有无混浊存在。混浊是属于晶状体本身的改变、晶状体前或后表面附着的其他混浊物或晶状体内的异物。也应注意晶状体的位置是否正常，有无脱位或晶状体悬韧带松弛。此外尚应注意检查晶状体的存在。

裂隙灯和 A 型超声是较早用于检查晶状体特征的方法。但是裂隙灯检查结果无法量化，LOCS Ⅲ 分级受医师经验影响，相对烦琐、耗时。A 型超声能准确的测量晶状体厚度，尤其在屈光介质混浊致光线无法穿透时。新型眼前节检测仪器的出现，使得晶状体检查更加全面、客观、量化。

1. Pentacam　由于长景深的特点，在临床上可用于客观检查晶状体形态，尤其对于评估后囊膜形态及完整性、晶状体圆锥等有独到的优势。Pentacam 还可以客观测量晶状体的光密度。混浊的晶状体比透明晶状体的光密度增加，可应用光密度对白内障进行定量分级描述。但在检查晶状体形态和光密度时，小瞳孔下无法对晶状体进行全面观察，需要散瞳检查。屈光介质混浊明显时则不能很好地显示。

2. UBM　通过高频超声（50～100MHz）扫描，能较清晰地显示晶状体赤道部和悬韧带，有利于全面评估晶状体尤其是晶状体核的混浊情况、悬韧带形态及晶状体脱位情况。根据检查结果和医师的技术水平，预判术中可能的情况，规划手术技术方案。

对于白内障合并青光眼的病人，术前 UBM 检查能清晰地显示虹膜、睫状体、巩膜突等前房角结构，通过观察周边虹膜及小梁网结构来确定眼压升高的原因（开角型或闭角型）。可根据房角关闭程度，规划手术方案。

3. OQAS　常规评估手段依赖的是后散射，与影响病人真正成像和视觉感受的前散射之间存在差异，而 OQAS 是目前唯一可客观检查前散射的设备，可为白内障导致的光学质量影响程度提供客观量化的检查数据，其中 OSI 值反映了屈光介质的混浊程度，若排除泪膜异常、屈光不正及玻璃体视网膜病变，可对白内障病人作出不同阶段的分级，指导选择手术时机（表6-2-2）。

表6-2-2　OSI 结果解读

OSI 值	晶状体混浊程度	视觉质量影响	白内障手术时机
OSI<2	晶状体基本透明	正常	不建议手术
2≤OSI<4	初发期白内障	轻中度下降	结合病人实际情况，OSI≥3 可建议手术
OSI≥4	严重白内障	严重下降	排除其他引起 OSI 增大的因素，建议手术治疗

在术前还可以根据 OQAS 的模拟对比度视力，对术后视觉进行预判，有利于进行病人沟通。

七、眼压

白内障临床实践中常采用非接触式眼压计检测眼压，必要时采用 Glodmann 眼压计测量。不能配合眼压测量的婴幼儿，在镇静或麻醉后再测量眼压，特殊情况下可用指测法（但可靠性差）。术前眼压检测有利于青光眼诊断，并为手术方式选择和术后效果预测提供依据。

第三节　眼　后　节

白内障病人在排除散瞳禁忌证之后，均应散瞳检查眼后节，尽可能了解玻璃体、视盘、黄斑、视网膜及脉络膜情况。随着检查技术的不断进步，眼后节的检查也变得更为直观和准确。

1. 玻璃体　可通过直接检眼镜、间接检眼镜、裂隙灯显微镜配合前置镜或三面镜进行玻璃体检查。但在晶状体明显混浊时，检眼镜检查不能清晰观察眼底情况，眼部 B 超检查就显得尤为重要。眼部 B 超可通过不同回声表现识别玻璃体积血、异物、星状变性等病变。随着 OCT 技术的发展，频域 OCT 和扫频 OCT 出现，对玻璃体的观察变得更为直观、精细。尤其是运用扫频 OCT 玻璃体增强成像（enhanced vitreous visualization，EVV）新技术，使玻璃体结构可视化，能更好地对玻璃体后界膜、玻璃体后间隙等结构成像，有助于了解玻璃体后脱离、玻璃体混浊以及后部前皮质玻璃体囊袋（posterior

precortical vitreous pocket，PPVP）等。

2. 黄斑　采用直接检眼镜、间接检眼镜、裂隙灯显微镜配置前置镜或三面镜进行眼底检查是最常用的黄斑形态学检查方法，直观而易行。通过眼底照相机进行彩色眼底照相可直观地显示黄斑区的病变，并可进行随访，观察病变的进展。

OCT 能观察黄斑细微病变形态，对黄斑区病变的大小及神经上皮层的厚度直接进行组织学测量，有助于发现和区分黄斑区极微小病变，例如小的视网膜色素上皮脱离和神经上皮脱离、血性和浆液性脱离的鉴别。OCT 还可发现黄斑前膜、黄斑裂孔、黄斑下脉络膜新生血管膜、玻璃体黄斑牵拉综合征等黄斑疾病。这有助于白内障手术适应证的选择、手术治疗是否成功的疗效评价以及术后的随访，在精准屈光性白内障手术规划中显示了重要的价值。

荧光素眼底血管造影（FFA）和吲哚氰绿血管造影（ICGA）相结合可以有效地观察视网膜、脉络膜微循环的动态和静态改变，显示脉络膜的新生血管及色素上皮病变。

B 超可显示后极部视网膜及视网膜下病变的形态、玻璃体的形态及病变与视网膜的关系。A 超则可进行生物学测量。彩色多普勒超声检查（CDI）在引起黄斑部病变的眼后部血管病变的诊断及判断预后方面有独到之处。

3. 视盘　检查时应注意其大小、形状、边缘、颜色和边缘隆起情况。采用直接检眼镜、间接检眼镜、裂隙灯显微镜配置前置镜或三面镜进行眼底检查是最常用的视盘形态学检查方法，直观而易行。当晶状体混浊程度不影响眼底检查时，可通过眼底照相机进行彩色眼底照相，直观地显示和记录视盘，并可进行随访。

OCT 检查视盘有助于评估病人的视神经功能，一方面可以帮助在手术过程中对手术参数进行适当调整，减少手术对视神经的损伤；另一方面可以帮助评估病人术后视力，有利于医患沟通。

4. 周边视网膜　可通过直接检眼镜、间接检眼镜、裂隙灯显微镜配合前置镜或三面镜进行周边视网膜检查。全景广角激光检眼镜是一种免散瞳、非接触、超大眼底视野检查的激光扫描系统，采用两束激光（波长 633nm 的红激光和 532nm 的绿激光）扫描获取广角眼底图像，可快速筛查周边眼底病变。但受屈光介质等因素的影响，有些病人眼底图像不能清晰显示。

当晶状体混浊程度影响眼底检查时，需要借助眼 A/B 超，但是超声由于频率受限，对细微结构的分辨率较低，对轻微病变漏诊、误诊率较高。白内障术后可通过上述检查手段进一步加以明确。

（陈　鼎）

第七章

医 患 沟 通

现代医学模式已由传统的生物医学模式转变为生物 - 心理 - 社会医学模式，认为健康是指身体、精神和社会适应方面的完好状态。因此，在精准屈光性白内障手术的临床实践中，医师不仅要考虑疾病的因素，也要关注病人的心理和社会因素。白内障病人多数由于年龄大、视功能损害严重，生活独立性相对差，往往被动就医；或者部分病人虽然独立性好，但是期望值过高。此外，精准屈光性白内障手术绝大部分在眼球表面麻醉下施行，病人的意识清醒，在就医过程中的恐惧心理往往在手术中表现得最为明显，例如对手术中医务人员言行举止的过度揣摩、对手术器械撞击声及移动的影子过度恐惧。手术中医务人员惊讶、可惜的交谈语气，均可导致病人的紧张反应，例如"破了""核掉了""完了"等脱口而出的词语，很容易引起病人恐惧，怀疑手术是否成功，易在术后引起不满意甚至医疗纠纷。

目前我国医疗体制改革尚未完成，医疗供给存在不平衡、不充分现象，医务人员工作压力大，病人维权意识增强，以及部分媒体的片面宣传等，使医患关系面临挑战。医患双方本是同一战壕的战友，共同的敌人是疾病，应该要目标明确一致，就是为了治疗疾病，维护健康，提高病人的生活质量。双方应该正确面对医患关系紧张的现状，构建起一座双向交流的桥梁，这桥梁就是医患沟通。医患沟通是医务人员与病人及其家属之间进行的交流沟通，医务人员是主体，起主要作用。重点内容包括病史、宣教、知情同意、随访等。

医患沟通是顺利开展精准屈光性白内障手术的必要条件，只有通过医患沟通，才能让医师更好地了解病人的需求，评估病人实际情况和心理需求之间的关系，客观协调医疗技术和病人需求之间的平衡；才能让病人充分了解手术效果及风险，理解手术局限性，最终做出白内障手术方式和人工晶状体的最优选择。因此，有规划、多方位、多层面的医患沟通有助于医患双方做出合理决策，保护双方合法合理的权利和义务。可以这么说，没有医患沟通就不可能有精准屈光性白内障手术。

第一节　白内障病人的心理状态特征

　　良好的医患沟通始于对病人心灵的桥接,因此医师需要了解白内障病人的心理状态特征,以利于高效地开展医患沟通。当一个人被确诊为患有疾病时,就具有了病人身份,在心理和行为上也就产生了角色变化。尽管人的职业、地位、信仰、生活习惯、文化程度、地域各异,所患疾病和病情也不尽相同,但病人角色相同。病人角色认同通常经历不承认、不安和认同三个阶段。多数白内障是渐进性发展的疾病,发展过程缓慢,病人多无疼痛,大多预后良好。因此,白内障病人能较快进入病人角色。

　　但是在疾病状态下,受疾病和医疗活动的影响,白内障病人会出现否认、焦虑、怀疑、抑郁、依赖、情绪不稳定、孤独或期望过高等心理行为特征,例如常在术前出现焦虑、恐惧心理,究其原因一是对手术本身的恐惧,二是担心手术能否成功、术后有无并发症和后遗症等焦虑心理,从而表现为反复询问病情、心慌、手抖、出汗、坐立不安、食欲减退、睡眠障碍等。个别白内障病人在手术前可能会因为过度焦虑恐惧而不得不终止原已计划的手术。因此,了解不同白内障病人的心理状态特征,才能更好地与病人进行沟通,为精准屈光性白内障手术的顺利完成提供保障。

(一)老年人

　　白内障病人大多以老年人为主,随着机体的衰老,可能存在以下不利的生理心理特征:

　　1. 认知功能改变　近事记忆减退,智力不同程度下降,思维变迟钝,创造性下降,注意力不集中等。

　　2. 情绪改变　情绪稳定性下降,激惹度增高。常存在抑郁焦虑情绪。

　　3. 人格改变　容易固执己见,自信自己的经验,敏感多疑,不信任别人。人际交流减少,孤独离群等。

　　4. 经济担忧　部分老年人由于缺乏固定的经济收入,一旦生病,总觉得给家人增添经济负担;如果合并其他慢性疾病,更易产生负罪感和无用感,对治疗的配合度不好。

　　针对老年人可能出现的这些心理行为特征,在采集病史、平时交流、术前谈话等过程中要多关注心理情况。对于部分因疾病认识不足、家庭经济条件差、当地医疗水平限制等而出现延误治疗或被动就医的老年人,尤其要特别关注和引导。在规划精准屈光性白内障手术时,既要考虑医疗效果,也要考虑病人视觉需求、生活习惯、经济能力等因素，要与病人充分沟通，合理规划，以免给病人造成不必要的负担。

（二）儿童

白内障儿童年龄小，有的甚至可能只有一两个月大。患儿表达能力有限，不能很好地通过语言来表达自己的病症和心理状态。因此，更需要监护人和医护人员通过患儿的表情和躯体动作来评估。他们可能存在以下的生理心理行为特征：

1. 强烈的情绪变化　患儿入院后由于环境的变化产生强烈的情绪变化，如恐惧、焦虑、烦躁、抑郁、淡漠和易激惹等，自我情绪控制能力差。

2. 行为退化　部分儿童白内障病人，由于视力方面的原因，导致生活方面的能力无法与同龄人相比。由于疾病的折磨、治疗的痛苦等会使部分孩子产生退化行为，如打人、骂人、哭闹、尿床等，或依恋和依赖性增强。

3. 抑郁　年龄大些的患儿可能会担心学业、身体完整性受到损坏，容易产生强烈自卑、淡漠感，显得呆板、不活泼。

4. 检查和治疗不易合作　大部分小龄患儿不能配合或拒绝眼科基本裂隙灯检查。学龄前儿童开始应用防御机制以应对住院这一危机，如见到其他患儿哭闹时，他们极力反抗，要求回家，拒绝治疗等。

（三）伴有全身性疾病的白内障病人

1. 心血管疾病　高血压、冠心病等是目前医学界公认的心身疾病，常存在焦虑、抑郁。病人在面对困难挫折时更倾向于采取消极应对方式，主观健康感低下。

2. 糖尿病　由于长期服药、频繁测血糖，生活质量下降等原因，常存在抑郁。多数病人不同程度地具有性格不成熟、被动依赖性、优柔寡断、缺乏自信、不安全感或受虐等特征。

3. 脑血管疾病　病人虽然通过治疗而存活，但多留有不同程度的语言和肢体活动障碍，存在抑郁、情感脆弱、人格改变、认知功能障碍、非认知性精神障碍症状（如谵妄、情绪高涨及攻击行为）等特点。

4. 肾病　慢性肾炎、尿毒症、糖尿病性肾病等的病程长，容易出现多种并发症。同时经济负担重。个别病人甚至生活能力下降。病人常存在抑郁、焦虑，可能不同程度地具有孤独、固执、缺乏同情心、情绪稳定性差的人格特征。

精准屈光性白内障手术尽管具有手术时间短、创口小、术后恢复快等特点，但是终究是外科手术，病人需要经历术前准备等待手术、术中单独承受手术创伤、术后感受术眼不适和异常三个阶段。因此，正确地评估白内障病人的心理状态，引导病人顺利进入角色的认同阶段，根据各种人群的心理行为特征开展有效的医患沟通，将有助于个体心理状态和行为方式向积极的方向发展，更好地完成检查、诊断、治疗和护理等过程，这对于精准屈光性白内障手术的临床实践具有积极的意义。

第二节　医患沟通的基本要求

对于精准屈光性白内障手术病人的医患沟通内容包括病史采集、初步眼生物测量后的门诊沟通、入院时谈话、治疗中的沟通、术前谈话、出院沟通、随访沟通等。医患沟通是医院健康教育的重要途径，尤其是针对病人及其家属的健康教育更为重要。医患沟通是影响病人就医选择的最主要因素。因此需要了解医患沟通的基本要求。

对于精准屈光性白内障手术的病人的医患沟通需要秉持以下四个基本理念：

1. 理解与尊重　知情同意权是尊重病人自主权的最高形式体现。

2. 诚信与公正　决定是否需要行白内障手术时，医师应该充分考虑手术的利弊关系，只有利大于弊时才能决定实施手术，以避免过度医疗行为的发生。选择白内障手术方式时应坚持伤害最小化、受益最大化的理念。建议病人选择人工晶状体时，应该坚持"只选对的，不选贵的"理念。

3. 求同存异　对于不同视觉需求、不同年龄、不同经济水平的病人，采取不同的手术方案。

4. 守德与依法　践行医学的伦理道德可以奠定医患沟通的思想基础，提供医患沟通的行为准则，防范和化解精准屈光性白内障手术相关的医患矛盾和纠纷。

对于精准屈光性白内障手术的病人的医患沟通需要遵循以下五个基本原则：

1. 以人为本　把病人放在具体的现实生活中，尊重病人作为人的特性和作为人的本质，关注病人的正当利益和合理需求（如视觉需求和就医体验等），最大限度地提高病人的治疗质量。不能理解为以个人为本，甚至以我为本。

2. 平等和尊重　医患沟通双方每个人在人格上是平等的，不能因性别、年龄、民族、疾病、职业、社会地位等的不同，而辱及人格尊严。尊重人的生命和个性。

3. 主动和共同参与　主动是沟通的首要原则，医务人员在沟通中起主导作用。医患关系的维系需要医患双方的共同努力,医患沟通也需要病人的全程参与。

4．同情和换位　医务人员是否具有同情心往往是决定病人是否愿意沟通的关键。同时,想病人之所想,急病人之所急,换位思考,切实考虑病人的病情、心理特点、社会角色、经济承受能力等多方面对医患关系的建立和维系也有一定影响。

5．保密　对病人隐私的泄密,有可能会严重伤害病人的自尊心,影响进一步的沟通,严重的可能导致医患纠纷。应根据相关法律和规定的要求保密。

医患沟通包含以下六个基本要素:

1．信息发送者　指发出信息的人。医患沟通中医护人员、病人及家属均为信息发送者,但一般来说医护人员为主要部分。

2．信息　指信息发送者希望传达的思想、感情、意见和观点等。包括语言和非语言的行为,以及这些行为所传递的所有影响语言使用的音调、身体语言,如面部表情、姿势、手势、抚摸、眼神等,都是发出信息的组成部分。也包括医患沟通中的各种交谈内容、手术知情同意书、各种协议书、出院医嘱等。

3．传递渠道　指信息由一个人传递到另一个人所通过的渠道,是信息传递的手段,如视觉、听觉和触觉等。

4．信息接收者　指信息传递的对象,即接收信息的人。医患沟通中医护人员、病人及家属亦均为信息接收者。

5．信息反馈　指信息由信息接收者返回到信息发送者的过程,即信息接收者对信息发送者的反应。

6．沟通情景　互动发生的场所或环境,是每个互动过程中的重要因素。

随着医患沟通的进行,这些因素会发生变化,它们的变化也会反作用于沟通。因此医患沟通是一个动态的过程。

根据沟通的方法不同可将医患沟通分为以下两类:

1．言语性沟通,包括口头沟通和书面沟通。

2．非言语性沟通,主要是指说和写(语言)之外的信息传递,包括手势、身体姿态,音调、身体空间和表情等。

精准屈光性白内障手术由于涉及大量的医学专业知识和术语,对医患沟通提出了挑战。因此,需要采取各种方式让医患沟通变得更加可视化,一张图的效果胜过千言万语,这对于病人有效和正确理解病情和治疗具有十分重要的意义。例如精准屈光性白内障手术的实施,使得白内障的手术时机在部分病人有提前,但是如果用语言解释成像质量的专业术语对于病人理解起来有难度。临床上经常会遇到一些病人,白内障看起来不是很重,中心视力查起来也还不错，矫正视力甚至能达到 0.8～1.0，但就是老觉得视觉质量很差，看得见但看不清楚，对于这样的病人需要通过有效的医患沟通让他们在全面理解自身病情之后知道该怎么选择，是等视力下降后再考虑手术，还是现在就选择手术？还有大量的老视病人，白内障不重但又极其不愿意配戴老花镜，需要通过有效的医患沟通让他们在全面理解自身病情之后知道该怎样治疗。对于这些视觉干扰和主观症状明显的早期白内障病人、白内障轻的严重老视病人，经过全面的术前评估，把视觉干扰情况以形象的图像（图 7-2-1）直观地展现在病人及其家属的眼前，可以使医患沟通变得更加可视化，术后采用同样的方式展示模拟图像，通过手术前后两幅模拟图，展现手术对视觉质量改善的效果，病人及其家属容易理解，提高了在精准屈光性白内障手术临床实践中医患沟通的效果和效率。

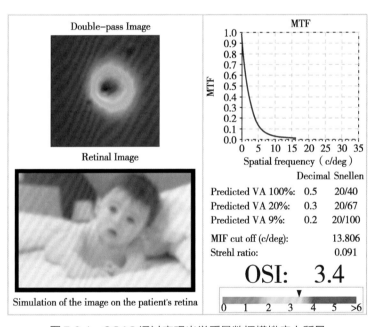

图 7-2-1　OQAS 通过客观光学质量数据模拟病人所见

　　精准屈光性白内障手术医疗活动各个环节的书面沟通内容包括以下三个主要方面：

　　1. 诊疗过程中的各种知情同意书、协议书。这些书面材料是病人自愿进行精准屈光性白内障手术治疗的文书证明，需要考虑针对性和全面性，增加和突出精准屈光性白内障手术除了常规白内障手术之外的特点。

　　2. 健康教育资料。可根据精准屈光性白内障手术的特点，印刷一些宣传小册子资料,例如白内障疾病特点、白内障的治疗方法、白内障的手术方式、如何选择人工晶状体、病人须知、白内障术前术后健康指导等。这些资料可放在门诊和病房的显眼位置,方便病人及其家属取阅,增强他们对精准屈光性白内障手术的基本认识,以利于医患沟通。

3. 人工晶状体及其他贵重耗材使用同意书。

由于精准屈光手术白内障手术的诊疗流程更精细化,病人需完成术前及术后的眼部检查、术前及术中角膜散光轴向定位、术后随访检查,医疗工作量增加。此时仅有主刀医师参与医患沟通是不够的,需要建立一个团队(详见第十一章)来共同完成病人的诊疗全程医患沟通,包括门诊、入院时、术前告知、术后随访等各个医疗环节。医患沟通的场所、渠道、方式可以多样化,例如发放白内障健康宣传和 IOL 介绍的资料册、建立宣教及谈话室、医院大厅及病房播放相关视频、建立公众号等。在精准屈光性白内障手术诊疗过程中开展不同阶段、不同深度、不同角度的各项沟通,保障病人的良好就医体验。

第三节　病史采集

一、病史询问

病史询问需要通过科学的方法来系统全面地采集资料,并按规定做好记录。真实的病史资料是精准屈光性白内障手术规划的前提。门诊病史应简明扼要,入院病史应系统详尽,包括病人的基本信息、主诉、现病史、既往史、个人史及家族史等。

(一)症状

常见的眼部症状可分为三个基本类别:视觉异常、眼部感觉异常和眼部表现异常。询问症状时要仔细确定发病是单侧还是双侧,急还是缓,明显还是隐匿,病程短暂、间歇还是持续,部位局限还是弥散。是否已经治疗过,疗效如何,既往是否有出现类似情况等。

大部分白内障的主要症状是无痛性进行性视物模糊,部分病人可出现固定性黑影、单眼多视等白内障的早期症状,可累及单眼或双眼,可数月至数年。症状与晶状体混浊的部位及程度有关。部分白内障病人出现近视,此时本来有老视表现的病人看书不用戴近附加眼镜,自以为是视力改善。

(二)病因

帮助了解引起白内障的原因,明确白内障的类型,进一步判断手术是否能提高术后视力。包括:

1．全身疾病史　询问与眼部及手术有关的全身疾病，如高血压、心脏病、肾病、糖尿病、免疫系统疾病、传染病等。

2．长期服药史或使用滴眼液病史　包括糖皮质激素、氯丙嗪、抗肿瘤药物、缩瞳剂、避孕药等。

3．外伤史　如眼球钝挫伤、穿通伤、化学伤、辐射性损伤和电击伤等。

4．是否合并有其他眼病　如角膜溃疡、青光眼、葡萄膜炎、视网膜脱离、视网膜色素变性、眼内肿瘤、病理性近视眼等。

（三）既往史

既往史询问不仅可帮助判断白内障发病原因，也是评估病人是否耐受手术的重要依据。需详细询问病人既往全身情况、用药手术情况等。

二、用眼习惯

病人有不同程度的远中近全程看得清晰、看得舒适、看得持久的视觉需求。这就要求精准屈光性白内障手术医师在病史采集的时候要关注病人的用眼习惯，综合考虑职业、经济状况等因素，在此基础上合理规划手术，尽量满足病人对术后的视觉需求。

（一）远距离用眼需求

远视力是评估白内障术后效果的主要指标，远距离脱镜也是大部分中老年人最关注的需求。行走、运动、驾驶、辨识路标、欣赏风景或观看电视等，都需要用到远距离视力。因此，如果病人无特殊的近、中距离视觉需求，则应首选满足远距离视觉需求。但是，需告知病人近和中距离存在视物模糊的情况，需要通过佩戴近附加眼镜或其他方式来矫正。

（二）近距离用眼需求

随着智能手机的普及，现代人对近距离的用眼需求愈加强烈，大部分中老年人的日常生活已经离不开近距离的需求了。需详细询问病人对框架眼镜佩戴的习惯程度，有些人对佩戴框架眼镜可能存在不喜欢或不适应的情况。另外，特别对于高度近视的病人，由于长期习惯于近距离用眼，在选择人工晶状体屈光度数时需预留合理的近视度数，一方面满足病人视近的用眼需求，另一方面，由于部分病理性近视病人的黄斑部视网膜存在萎缩或劈裂等情况，如果病人术后为正视，可能出现视远、视近均较差的情况。

（三）中距离用眼需求

对于做家务、打麻将或用电脑的白内障病人，他们对中距离（60～80cm）视觉的需求高。如果他们又不想戴框架眼镜或无戴镜习惯，术前在人工晶状体选择上应充分进行沟通。如果选择了满足中距离的最佳的用眼清晰度，会以牺牲一部分远距离和近距离的清晰度为代价，需要病人根据自己真正的需求认真评估决定。

对于希望同时满足远近距离、远中距离或远中近距离的视觉需求的病人，可以考虑植入多焦点、拟调节等功能性人工晶状体。虽然多焦点人工晶状体有满足全程视力的优点，但是存在视物变暗、光晕、眩光、夜间视力障碍、运动视觉下降、适应期较长的不足。对于严重干眼、眼底条件不好、眼生物参数不适合植入多焦点人工晶状体、夜间驾驶、精细工种、期望值过高、精神紧张或喜欢挑剔等的病人，需要谨慎。

随着精准屈光性白内障手术的发展，手术人群逐渐年轻化，用眼需求可能会更加复杂。因此，在询问病史的时候需要特别关注他们对提高视觉质量的迫切性和多样性，详细了解他们的需求，有助于制订符合个体实际情况的手术规划。

三、调查问卷

术前对病人的生活方式和视觉需求进行简单的问卷调查（表 7-3-1），有助于在精准屈光性白内障手术规划中确定相应的手术方式、选择合适的人工晶状体及预留合理的术后屈光度数。

表 7-3-1　精准屈光性白内障手术病人生活方式调查问卷

让您的医师充分了解您的视力需求、生活方式对于您的治疗十分重要！请真实地填写本问卷，这将有助于医师为您制订手术计划，并向您推荐能尽量满足您独特生活方式及生活偏好的人工晶状体。
1. 您目前或曾经从事的职业：_____   2. 您的年收入？   □<10 万　□ 10 万～20 万　□ 20 万～50 万　□ >50 万   3. 您有什么兴趣爱好、体育运动或其他经常做的活动吗：_____   _____   4. 您希望以下哪些是您不戴眼镜即可完成的活动？   □看电视 / 看电影　□下棋 / 打牌　□读书 / 看报纸   □体育运动 / 晨练　□刮胡子 / 化妆　□读药品标签 / 商品标签   □室外活动 / 旅游　□买菜 / 煮菜　□看手表   □观看现场体育比赛　□使用电脑 / 平板电脑　□看电话 / 拨电话号码   □开车 / 骑车　□书法 / 弹琴 / 园艺　□缝纫 / 手工   □看孩子　□做家务　□看手机   5. 如果有其他您希望不戴眼镜即可完成的活动，请列出：_____   _____   6. 其他您认为生活中或日常活动中对您来说重要的活动：_____   _____

在表 7-3-1 中，通过调查职业，初步了解病人对视觉改善的工作需求。通过调查年收入，了解病人对精准屈光性白内障手术的经济承受能力。通过调查生活喜好，大致了解病人对视觉改善的工作需求。通过不同的具体的生活行为的选择，进一步详细了解病人对不同距离的视觉需求，从而确定病人使用单焦点还是多焦点人工晶状体。

也可通过全程视觉调查简表（表 7-3-2）来了解病人对不同距离视觉的需求。

表 7-3-2　精准屈光性白内障手术病人全程视觉调查简表

让您的医师充分了解您的视力需求、生活方式对于您的治疗十分重要！请真实地勾选本表格，这将有助于医师为您制订手术计划，并向您推荐能尽量满足您独特生活方式及生活偏好的人工晶状体。

	近距离		中距离		远距离
	用手机		用电脑或 iPad		农田劳动
	读书、看报		烹饪、煮饭		看电视
	看商品标签		化妆，刮胡子		球类活动、散步
	缝纫、刺绣		麻将、扑克牌		旅游、摄影
	书法		园艺、泡茶		看演出、看球赛
	雕刻、集邮		围棋或象棋		开车
	手工艺品制作		绘画、摄影		骑车、钓鱼
	其他：		其他：		其他：

在表 7-3-2 中，通过对不同距离视觉需求的选择，了解病人的生活方式和生活偏好，有助于医师和病人沟通决定单焦点或多焦点人工晶状体的使用以及预留屈光度数的选择。

第四节　功能性人工晶状体选择的知情同意

随着我国经济的快速发展及人们生活方式的改变，白内障病人术后视觉质量要求越来越高。为了改善白内障病人术后视觉质量，最终提升术后生活质量，不同类型的功能性人工晶状体被应用于临床。精准屈光性白内障手术通常会根据病人的眼部情况、视觉需求、角膜光学特性、经济条件来选择使用功能性 IOL，包括 toric IOL、非球面 IOL、多焦点 IOL、拟调节 IOL 等。功能性 IOL 的价格相对较高，病人对术后的视觉质量期望值相对更高。一般来说，病人的术后期望值与 IOL 的价格成正比，而病人的满意度与期望值成反比。术前需要将病人的期望值与实际医疗水平趋同，例如告知拟植入多焦点人工晶状体的病人术后可能出现光干扰现象（如光晕、眩光、暗视力障碍、运动视力障碍等），部分人术后近距离用眼还需要戴近附加眼镜。因此，对于功能性人工晶状体选择的知情告知，需要综合考虑病人的眼部情况、心理状态、实际需求及经济能力。

对于预期术后角膜规则性散光≥0.75D 的病人，建议矫正角膜散光，方法包括植入 toric IOL、手工或激光 AK、准分子激光角膜屈光手术、术后戴眼镜等。告知病人各种矫正散光方法的优缺点，病人在充分知情的基础上根据自身的生活习惯及经济条件来选择散光矫正方式。

对于在较暗环境下（如阴天、夜晚等）需要良好视觉质量的病人，要告知病人可根据其角膜光学特性来选择植入不同型号的非球面 IOL 或球面 IOL。

对于术后需要良好的全程视力，拟植入多焦点人工晶状体的病人心理状态的评估很重要，可以根据他们的心理特征简单地分为两类：

1. 积极型心理　对全程视力脱镜愿望强烈、性格随和积极向上、可接受损失一小部分远视力、可以理解没有绝对的效果。

2. 消极型心理　不接受戴眼镜、期望值过高或过于挑剔、焦虑抑郁、对敏锐清晰视力要求很高、对中距离视力或夜间视力或由于特殊工作而要求很高。

不建议对消极型心理特征的病人植入多焦点人工晶状体。

要告知多焦点人工晶状体的光干扰现象是客观存在的，若有条件可以借助道具演示和体验在不同光源环境中光干扰现象的特征，但告知的时候不应过分渲染，所占比重不应过大，其目的不是让病人产生恐惧，而是理解和适应。要让病人理解医师所描述的多焦点人工晶状体是有利于他生活中视觉需求的一种方便的选择，在权衡利弊之后一定的光干扰现象换来了既看远又看近的功能是物有所值。同时还要让病人知道，术后看远、中、近的需求，并不一定非要植入多焦点人工晶状体，还可以通过术后佩戴眼镜来满足其视力需求，医师的建议只是其中一种选择。不能将沟通简化为仅仅是不戴老花镜，使病人误认为多焦点人工晶状体无所不能、术后绝对是看远看近都很清楚。

对于术后想脱镜且拥有全程视力的病人，除了可选择多焦点 IOL 外，也可选择拟调节 IOL。告知拟调节 IOL 的优点在于术后光干扰现象较少，但可能存在术后调节力不足及术后远期调节力下降等问题。医师应告知病人多焦点、拟调节 IOL 的利弊，病人在充分知情的基础上自主选择。

在选择功能性人工晶状体时，对病人及其家属的经济能力的评估也很重要。如果经济能力不足，却在没有充分知情的情况下选择了功能性人工晶状体,首先会增加病人经济负担,其次病人可能没有这样的视觉需求,反而有可能被功能性人工晶状体的光干扰现象所困扰,容易对治疗效果产生不满意。

因此,IOL 的选择除了考虑眼部客观情况之外,还要考虑病人的经济情况、知识文化水平、用眼习惯、年龄等因素,也需要参考病人家属的意见。对于选用功能性 IOL 的病人,在术前告知时,不仅要告知优点,也要告知缺点,让病人在全面知情的前提下自主做出决定。

第五节　手术的知情同意

手术知情同意告知(即术前谈话)重点在于告知病人手术的必要性、手术风险及并发症,核心是要就精准屈光性白内障手术相关特点与病人进行深层次的双向交流,应注意避免简单地让病人签字。且必须全面告知可替代手术方式,介绍对可能的手术风险均有预见并有防治措施,让病人正确认识疾病的特点以及治疗的收益和风险,消除疑虑,做出合理的决策,绝不能让病人误认为是医师在逃避风险、规避责任。此外,我国的白内障病人多数年龄大,且多被动就医,手术知情告知时需特别重视与病人家属的沟通。

术前知情告知时需注意以下八方面:

1. 告知人员的专业性及合法性。术前知情告知医师必须是主刀医师或授权的主管医师实施告知,以确保告知的专业性及合法性。

2. 告知语言的通俗性,可借助眼球模型或道具,让病人能够理解。

3. 被告知者能有效接受告知内容。

4. 场所要正式、安静、舒适、安全。

5. 保护病人的隐私权。

6. 双向沟通,了解病人内心的真正想法。

7. 重视非言语性沟通,例如微笑自信的表情、关爱的眼神、身体语言和动作、正式得体的着装和形象、同情和坚定的语气语调等。

8. 集体告知与个性化谈话的结合。对于在集体告知之后存在一些疑问的病人,可另外再单独个性化告知。对于一些选择新手术方式(例如飞秒激光白内障手术)及功能性 IOL(例如 toric IOL、多焦点 IOL)的病人,由于其医疗费用高、术后期望值高的特点,可在集体告知之后另外再单独个性化告知。

近年来,飞秒激光辅助白内障超声乳化手术日渐增多,采用飞秒激光完成晶状体环形切囊、预劈核、透明角膜切口的制作,在降低超声能量的使用、减少角膜内皮的损失、人工晶状体植入后的稳定性等方面具有明显优势。但也存在相应的手术风险,包括:术中使用负压环固定时可能固定不佳及负压丢失,术中需重新调整负压固定装置,增加手术时间;瞳孔缩小,影响后续手术操作,增加术中虹膜损伤、皮质残留及后囊膜破裂风险;切囊不完全,在去除前囊膜时导致前囊膜放射状裂开、后囊膜破裂甚至玻璃体脱出;角膜切口分离不完全,需角膜刀制作切口;由于病人睑裂过小、难以配合或其他原因难以行飞秒激光手术而改行传统白内障超声乳化手术;由于病人配合或其他原因导致飞秒激光损伤角膜、晶状体后囊膜或眼内其他结构,需停止本次手术,行其他手术治疗等。另外,飞秒激光辅助白内障超声乳化吸除并人工晶状体植入术与传统白内障超声乳化术相比,两者在提高术后视力方面可能无显著差异,但是飞秒激光使手术的精准性更有保障。关于手术知情同意书的具体内容可参考附录二提供的两个实际模版。

随着精准屈光性白内障手术的发展,其诊疗过程可以实现规范的流程化,采用白内障手术临床路径,开展日间手术。为了确保良好的医患沟通,应建立完善的手术知情同意制度、标准的沟通模式,并可建立专用的病人健康宣教室,设置专门人员每日定时、多批次地与病人及其家属开展医患沟通,让病人充分知情,并感受到被重视和被尊重,主动参与并配合诊疗过程。

第六节 其 他

精准屈光性白内障手术的术前生物学检查繁多、手术设备及技术的多样化、功能性 IOL 的不同视觉效果等方面具有自身的特点,且病人的术后期望值更高;同时,由于精准屈光性白内障手术后病人视觉质量比传统的复明性手术大大提高,导致了白内障手术时机的提前,手术病人年轻化。此时,精准屈光性白内障手术的充分、全面的医患沟通更显重要,这就要求医务人员要特别重视并做到全程的医患沟通,包括入院前、入院后、术前告知、出院后等医患沟通。

随着白内障手术日间手术模式的推广,白内障手术量大、入出院周转快、病人在院时间短,这就要求白内障专科必须建立白内障病人入、出院的标准流程及临床路径,并形成与之匹配的医患沟通制度。医院有关部门及医师可使用互联网、微信群、公众号等建立多种沟通途径,加强医患沟通。

日间病房的白内障病人当日出院,出院后医患沟通尤其重要,它包括:出院医嘱及注意事项、定期门诊复查和随访等。出院医嘱及注意事项可由指定的医护人员分批次地向病人宣教沟通,同时一定要将正式的书面材料发放给病人,并附有医院和医师的联系方式,方便病人出院后的咨询。精准屈光性白内障手术由于手术切口小、病情恢复快、手术并发症少的特点,多数病人可执行标准的出院用药医嘱（如白内障临床路径）。手术后的随访对于临床治疗效果的评估、病人满意度的提高、医师的医疗及临床科研水平提升均十分重要。

　　总而言之，在精准屈光性白内障手术临床实践中需要科学和全面的医患沟通，才能制定一套个性化的精准屈光性白内障手术方案，切实改善病人术后的视觉质量，提高生活质量和满意度，并减少医患纠纷的发生。

（蔡军勇）

第 八 章

手术方案的确定

随着白内障手术技术的发展,在常规切口白内障超声乳化手术基础上发展出了微切口手术,近年来出现的飞秒激光辅助白内障超声乳化手术、术中导航等新技术更为精准屈光性白内障手术的实现提供了强大保障。功能性人工晶状体的不断推陈出新,一定程度上满足了人们日益增高的术后视觉需求。以精准测量、精准计算为基础,结合病人的视觉需求,如何制订与之匹配的白内障摘除手术技术以及人工晶状体植入方案,也随之成为精准屈光性白内障手术规划的核心环节。

第一节　白内障摘除手术技术方案

一、常规白内障超声乳化手术

主切口 2.75～3.0mm 的同轴白内障超声乳化手术是目前国际上常规的白内障超声乳化手术技术。可以在表面麻醉下施行,具有碎核效率高、手术时间短、矫正少量角膜散光、术后视力恢复快、眼内炎症反应轻等优点。适用于Ⅰ～Ⅳ级核硬度的白内障,尤其适用于核较硬或需要矫正少量角膜散光的病人。对于 V 级核硬度白内障、角膜内皮细胞密度低于 1000 个 /mm²、Fuchs 角膜内皮营养不良或晶状体悬韧带离断范围大于 180° 等情况需视个人技术水平评估是否实施。

对于角膜内皮细胞密度低于 1000 个 /mm² 的病人,可以联合使用弥散型黏弹剂和内聚型黏弹剂。撕囊前先往前房注入弥散型黏弹剂,再往前囊膜表面注入内聚型黏弹剂,弥散型黏弹剂可被涂布于角膜内皮层,超声乳化过程中不易被液流冲走,保护角膜内皮。角膜内皮细胞密度过低的病人不建议行常规白内障超声乳化手术。

二、微切口白内障超声乳化手术

微切口超声乳化手术是指主切口≤2.0mm的白内障超声乳化手术技术。与常规超声乳化白内障手术相比，它能有效减少手术源性散光（surgically induced astigmatism，SIA），且术后散光状态稳定更早，对术后视力早期恢复具有优势。如果病人符合常规白内障手术入选标准，且为V级以下核或尽量不改变角膜形态，可考虑使用。

1. 同轴微切口白内障超声乳化手术 Infiniti和Centurion超声乳化仪采用外径0.9mm、内径0.6mm的乳化针头，改良的薄壁硅胶袖套，可以通过2.0mm切口完成同轴微切口白内障超声乳化手术。博士伦Stellaris超声乳化仪可以通过1.8mm切口完成手术。与常规白内障超声乳化手术相比，除了微切口撕囊技术之外，同轴微切口超声乳化手术不需要改变其他手术技术，学习曲线短。

2. 双手微切口冷超声乳化手术技术 2001年白星技术（White Star）采用20G穿刺刀制作两个1.4mm的透明角膜切口，灌注与抽吸分开，采用微脉冲技术，在保持一定的碎核效率的同时减少产热、减轻对切口的灼伤。然而，双手微切口超声乳化手术的两个切口易漏水，前房稳定性欠佳；从同轴3.0mm切口转变为双手微切口的学习曲线较长；很少有与1.4mm切口匹配的IOL。这些因素限制了双手微切口超声乳化手术的发展。

三、飞秒激光辅助白内障超声乳化手术

飞秒激光辅助白内障超声乳化手术可以精准完成透明角膜切口、AK、切囊和预劈核等操作，如果病人符合常规白内障手术的入选标准，且睑裂大小适合、眼部无影响飞秒激光传递的情况、经济条件允许，可以考虑使用。尤其适用于以下情况：

1. 需要安全精准地实现特定大小的居中连续环形撕囊。尤其适用于浅前房、白色白内障、晶状体不全脱位或者拟植入功能性IOL的病人。飞秒激光可以精准地制作所需的前囊切口，且不扰动眼内组织，保障手术安全性。居中的前囊口可以减少IOL的偏心和倾斜，确保术后有效的IOL位置，术后屈光状态预测性好。

2. 需要减少超声能量，减轻角膜内皮损伤。尤其适用于硬核或者角膜内皮细胞密度低的病人。飞秒激光预劈核可以节省30%～100%的超声能量。

3. 提高角膜切口制作精准性，包括制作主切口、侧切口和AK，可以根据需要在透明角膜的任意方位和位置制作切口，实现切口的长度、宽度和深度

99

精准可控。

飞秒激光辅助白内障超声乳化手术的禁忌证除了常规白内障手术的之外，还包括以下：

1. 无法配合完成飞秒激光操作，包括明显的眼球震颤、帕金森病、精神疾病等。

2. 睑裂过小或眼睑肥厚，无法置放激光接口。

3. 翼状胬肉肥大或者侵犯近角膜中心影响飞秒激光传递。

4. 薄壁的青光眼滤过泡或前巩膜葡萄肿易致破裂。

5. 大片角膜白斑影响激光传递，或角膜全层伤口易致渗漏。

6. 瞳孔区机化膜或瞳孔不能散大超过4.0mm。

7. 前房积血或者硅油等影响飞秒激光传递。

8. 严重的晶状体脱位导致无法扫描。

四、散光的手术矫治

术前角膜存在规则性散光，预期术后散光≥0.75D，可考虑在白内障手术的同时进行干预，方法除了切口的SIA之外，还包括手工或激光AK或者LRI、toric IOL（图8-1-1）。

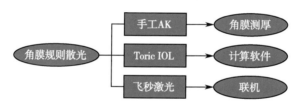

图 8-1-1　白内障手术同期矫治角膜散光

对于存在少量散光的病人可以选择在角膜陡峭子午线方向上做主切口来矫正。颞侧透明角膜切口SIA在1.8mm切口约为0.29D，2.2mm切口为0.31～0.40D，3.0mm切口为0.50～0.70D。通过主切口的SIA来矫正角膜散光的能力有限。如果SIA过大，可导致明显的彗差，影响视觉质量。

对于角膜散光的区域分布均衡的病人，可以选择AK或LRI来矫正。AK最多可以矫正约3.00D散光，过大则可能引起偶联比失衡，影响角膜高阶像差和术后屈光状态预测性。AK和LRI的预测性与角膜厚度测量和手术医师操作有关。飞秒激光系统通过联机角膜地形图数据可以提高AK的精准性。

Toric IOL植入矫正散光通过特定的计算软件设计手术方案，预测性好。可能发生轴向旋转导致矫正不理想。

五、切口设计

理想的白内障手术切口应具有以下五个特点：

1．在手术过程中保持眼内液流稳定。

2．无切口渗漏。

3．不增加角膜散光。

4．术后无疼痛。

5．不会产生瘢痕而导致眩光。

设计切口时主要要考虑以下七个方面：

1．角膜散光情况。

2．眼窝深浅、睑裂大小。

3．角膜内皮情况、眼压的高低以及虹膜的张力。

4．服药史，例如抗凝药物（华法林、波立维、阿司匹林）、抗前列腺肥大药物（盐酸坦索罗辛）等。

5．既往是否行角膜移植手术、近视激光矫正手术（RK、LASIK）或小梁切除术。

6．人工晶状体植入对切口的要求。

7．刀的锋利程度。

切口设计的要素主要包括位置、方位、大小、平面构筑四个方面。

（一）切口位置

分为巩膜、角巩膜、透明角膜隧道切口。切口位置对 SIA 的影响：透明角膜隧道切口>角巩膜隧道切口>巩膜隧道切口。

1．巩膜隧道切口 自闭性最好，超声乳化过程中切口热损伤风险较低。可以避免与 RK 或 LASIK 等角膜屈光手术的切口重叠。尤其适用于合并角膜病变（如角膜移植术后，周边角膜变性等）的病人。但是制作上方切口时易受眉弓、眼眶和睑裂等解剖因素的影响，术后会出现结膜下出血（红眼），可能引发病人的抱怨，不适用于结膜滤过泡和服用抗凝药的病人。

2．透明角膜隧道切口 制作容易、省时，不损伤结膜和巩膜。常规采用三平面切口以保障切口的水密性，减少眼内炎的风险。主切口方位可以选择在最大角膜散光方向上，通过切口可以松解少量角膜散光，提高术后的裸眼视力。适合于小梁切除术后病人，术后外观良好，无"红眼"现象。但是不适合于周边角膜变性、角膜移植以及角膜放射状切开术后的病人。缺点是切口愈合时间长，异物感。

3．角巩膜隧道切口 切口位于角膜缘的蓝线位置，兼顾透明角膜切口的省时和巩膜隧道切口的安全性,同时减少术源性散光。需要注意的是超声乳化针头通过切口时可能出现球结膜水肿。

（二）切口方位

不同方位的透明角膜切口对 SIA 的影响:鼻侧>上方>鼻上方>颞上方>颞侧。2.8mm 透明角膜切口的 SIA,颞侧术后 1 个月是 1.00D,术后 3 个月为 0.77D;上方术后 1 个月为 1.65D,术后 3 个月为 1.29D。对于拟植入 toric IOL 的病例,推荐在固定方位做固定大小的透明角膜切口,以稳定 SIA 这个变量,散光矫正更精准。

（三）切口大小和平面构筑

1.8~2.0mm 为微切口。超过 2.0mm 为常规切口。对于拟植入 toric IOL 的病例,推荐微切口,因为微切口对角膜形态的改变更小,SIA 小且相对稳定,术后散光矫正的可预测性更好。制作 1.8mm 微切口时,可以选择做两平面,以减少术中操作时器械对切口的牵拉。

六、切口标记

卧位比坐位时的眼球旋转平均为 4.1°±3.7°,8% 旋转超过 10°。因此,拟植入 toric IOL 或者 AK 时,需要标记透明角膜切口方位、toric IOL 方向或角膜弧形切口方位。切口标记方法包括手工标记方法和导航标记方法。

（一）手工角膜方位标记方法

常采用坐位裂隙灯标记方法,主要步骤如下:

1. 在散瞳前标记,准备无菌 1ml 注射器和标记笔。间隔 3 分钟,给予病人滴两次表面麻醉剂。

2. 确保裂隙灯竖直。病人下颌和前额分别紧贴颌托和额靠,双眼外眦部连线与裂隙灯竖杆上的定位标记对齐,注视远处。

3. 采用水平 14mm 长的最窄光带,通过瞳孔中心。水平横向移动光带,在双眼往返数次,如果位置正确,光带应通过双眼瞳孔中心。

4. 用无菌 1ml 注射器的针尖,在光带所处的 3、9 点钟位的角膜缘处上皮轻轻划横线,可再用标记笔分别涂色。接下来病人可以散瞳,冲洗结膜囊,等待手术。

5. 术中基于水平标记,根据拟定的角膜切口方位和 toric IOL 在眼内的方向,标记对应的角膜方位。

也有尝试一步标记法,即直接使用裂隙灯标记 toric 人工晶状体计划植入方向。但对医师的技术经验和病人配合程度有一定要求,否则误差大。

（二）导航方位标记方法

详见第九章第四节内容。

七、导航辅助手术

导航辅助白内障手术是指在白内障手术中（包括飞秒激光白内障手术），采用导航系统识别眼前节高清数字化图像中的生物学特征，例如虹膜纹理、结膜和巩膜的血管走行等，从而实现术中自动、持续、实时的眼位追踪和定位，并提供视觉参照来帮助精准完成角膜切口（包括 AK）、撕囊、人工晶状体位置调整。以下两种情况可以考虑选择导航辅助白内障手术：

1. 病人由于各种原因未选择飞秒激光白内障手术，希望提高关键手术技术的精准性。

2. 病人已经选择了飞秒激光白内障手术，由于散光矫正或功能性人工晶状体植入的需要，希望增强切口制作方位的精准性和切囊的居中性，进一步提升手术的精准性。

目前应用于白内障手术的导航系统主要包括 Verion、Callisto Eye、Truevision 和 Intelli-axis。导航系统的功能构成主要包括眼生物测量、手术计划系统和手术定位导航系统。

导航辅助白内障手术不仅可以提高切口制作方位的精确性、撕囊的居中性和大小可控性、toric IOL 术中定位的精准性，确保手术的一致性，还具有最大限度地减少数据抄写错误、减少 toric IOL 术前规划时间等优势。

导航系统的缺点是可能出现地形图像匹配（比对）失败。角巩膜缘的血管当眼睑闭合或使用了交感神经药物而收缩时会发生地形改变、虹膜地形在散瞳与未散瞳时是不同的、手术中结膜下液体或出血可改变结膜血管地形，均可能导致比对失败。

第二节　人工晶状体植入方案

一、人工晶状体的屈光度数选择

人工晶状体的屈光度数选择需要综合考虑病人的年龄、职业、生活习惯、过去戴镜史及对侧眼的屈光状态来选择。为避免术眼向远视方向偏离，一般会选择预留 −0.50D 左右。

高度近视病人习惯于近距离视觉清晰的状态，如果平时未戴镜或者是明显欠矫状态，那么目标屈光度数应为 −3.00～−5.00D；如果平时是全矫状态，手术前可以根据病人的视觉需求设计术后为正视状态或者预留一定度数的近视。

对从事运动工作或者户外活动多的人，应选择使其术后达到正视的 IOL 屈光度数。对于从事近距离工作多的人，如果选择传统单焦点 IOL，经充分沟通后可以保留一定度数的近视。

对于角膜屈光手术后的病人，需要精准的术前测量，选择合适的 IOL 屈光度数计算方式，并根据病人的实际视觉需求来选择预期术后屈光状态，详见第四章第三节和第五章第四节。

对于有晶状体眼人工晶状体手术后的病人，采用 IOLMaster 测量不影响眼轴的准确性，可以直接计算所需的人工晶状体屈光度数，无须额外校正眼轴。

无论术后正视或近视，必须维持双眼单视，两眼屈光参差一般不超过 1.50D。Monovision 或者 mini monovision 机制是双眼间的模糊抑制，可能会影响病人的立体视觉，不是所有病人都能够接受，术前要与病人充分沟通或者给予框架眼镜试戴以在一定程度上模拟术后状态。

二、Toric 人工晶状体

角膜散光是白内障术后裸眼视力不佳的重要因素之一。对于预期术后规则散光≥0.75D 的病人，可以考虑在白内障手术同时联合植入 toric IOL 以矫正散光（详见第五章第一节）。翼状胬肉切除术后存在的散光至少需要观察 1 个月，再决定是否植入 toric IOL。角膜明显不规则散光、非囊袋内植入、悬韧带明显异常者不建议植入 toric IOL。

三、非球面 IOL

对于大瞳孔状态下（例如昏暗环境、有雾或者夜间驾车等）视觉质量要求高的病人需要考虑植入球差与角膜匹配的 IOL。白内障人群的角膜球差分布范围大，没有哪一款球面或非球面 IOL 能满足所有人的需求，临床上根据病人的角膜球差来个性化选择球面或非球面 IOL（详见第五章第二节）。第一、二代非球面 IOL 对眼内的居中性要求高，如果存在明显偏心或者倾斜，不但非球面的作用会消失，还会引入更大的彗差等高阶像差。非球面 IOL 通过减少术后全眼球差来改善视觉质量，但是会缩短焦深，临床上需要根据病人的视觉需求来个性化地选择。

四、多焦点 IOL

多焦点人工晶状体可以在一定程度上改善病人的全程视觉表现。对于有全程视觉需求，且眼部条件合适、经济条件允许、积极型心理的病人，可考虑选择多焦点 IOL。需要重视角膜的球差、彗差等高阶像差，kappa 角或 alpha 角，个性化选择多焦点 IOL（详见第五章第三、五节）。

对于以下情况的病人，需要慎重或不建议选择多焦点 IOL：

1. 影响视觉的明显的黄斑病变、青光眼等眼部病变。

2. 预期术后规则散光>0.75D 且未有效矫正。

3. 明显的角膜不规则散光，或角膜屈光手术后像差恶化。

4. 瞳孔直径过大或者过小。

5. 严重干眼。

6. 从事精细近距离作业，对近视力要求高。

7. 经常夜间驾车者。

8. 主视眼已植入单焦点 IOL，另一眼原则上不推荐多焦点 IOL。

9. 术中出现并发症（例如前囊膜撕裂、部分悬韧带离断、后囊膜破裂等）影响 IOL 的定位。

10. 消极型心理。

五、Toric 多焦点人工晶状体

对于预期术后规则散光>0.75D，但是其他条件均符合多焦点 IOL 的病人，可以考虑选择 toric 多焦点 IOL。目前国内市面上的 toric 多焦点 IOL 有：

1. ReSTOR Toric 系列，前表面是阶梯渐进衍射式非球面设计，后表面是环曲面设计。角膜规则散光矫治范围 0.75～3.00D。近附加有 +3.00D、+2.50D。

2. ZMT 系列，前表面是环曲面非球面设计，后表面是全光学面衍射设计。角膜规则散光矫治范围 1.00～3.00D。近附加为 +4.00D。

3. LS-313 MF30T 系列，前表面是区域折射设计，后表面是环曲面非球面设计。角膜规则散光矫治范围 0.75～4.50D。近附加为 +3.00D。

六、多焦点人工晶状体混搭植入

考虑到不同多焦点 IOL 的全程视力表现不同，为了满足病人对远中近距离的需求，特定情况下可以考虑双眼植入不同近附加度数的多焦点 IOL，即混搭植入，形成所谓的混搭视觉（blended vision）。

术前需要明确主视眼。推荐主视眼植入视远或中距离为主的多焦点 IOL，非主视眼植入视近为主的多焦点 IOL。例如主视眼植入 ReSTOR+2.50D 多焦点 IOL，以远和中距离视觉为主；非主视眼植入 ReSTOR+3.0D 多焦点，以视近为主；当双眼同时注视时可以达到一定程度的远、中、近全程视力。

混搭植入的特殊情况是一眼已经植入单焦点 IOL，病人为了改善全程视力而强烈要求另一眼植入多焦点 IOL。这时必须同时具备以下两点：

1. 植入单焦点 IOL 的眼为主视眼。

2. 病人充分知情植入多焦点 IOL 的眼可能出现光干扰现象，多焦点 IOL 与单焦点 IOL 混搭植入对于近视力改善有限，长时间近距离用眼时还需要戴近附加眼镜。

（宫贤惠）

第 九 章

手术方案的精准执行

对于精准屈光性白内障手术来说，再好的手术方案，如果没有精准地被执行，其结果也只能是纸上谈兵。因此，手术方案确定之后，需要精准执行切口、撕囊、核处理、人工晶状体植入等关键技术，同时可考虑借助飞秒激光、导航技术等辅助手段以进一步提高手术执行的精准度。此外，还要求对术中可能出现的并发症及应急预案做到胸有成竹，沉着应对，才能确保精准屈光性白内障手术的疗效。

第一节　白内障超声乳化手术关键技术

一、切口制作

透明角膜主切口通常采用三平面构筑，平整、密闭。一般超声乳化术采用双手法，在主切口垂直方向作平行于虹膜面的角膜侧切口，内口宽 0.5～1mm。

对于植入 toric 人工晶状体的病人，在术中需要基于术前角膜方位标记，采用定位器标记切口方向和 IOL 对准的方向。也可采用导航仪在术中定位（详见本章第四节）。

角膜切口的构造是导致不同术源性散光的最主要因素，不同位置、大小、形态以及刀具的锋利程度会导致不同的术源性散光。术者需要根据自己的习惯和特点计算出自己的个性化术源性散光。精准屈光性白内障手术一般应尽可能选择较小的切口，尽可能减少切口对角膜形态的不良影响，采用习惯的刀具和切口位置，明确自己的个性化术源性散光值并确保相对稳定，以提高术后屈光状态预测的准确性。

二、撕囊

连续环形撕囊口直径主要取决于人工晶状体光学部直径和襻型。一般要求撕囊口直径小于 IOL 光学部直径约 0.5mm，以利于囊口边缘全周覆盖 IOL 光学面。4C 原则有助于 IOL 居中固定，为 IOL 发挥预期光学功能提供保障，并可使 IOL 光学部在最佳状态下顶压后囊，减少后发性白内障的发生。

但若悬韧带薄弱松弛或部分离断，则撕囊口直径可略大，以尽可能减轻在囊内超声乳化或旋核时对悬韧带的牵拉损伤。

三、核处理

晶状体核的处理可采用拦截劈核技术，先在核块中央雕刻出一条深约 3/4 晶状体厚度、长约 5.0mm 的沟槽，将核一分为二掰开，使两个核块相对游离，再旋转核分别握持、劈开、碎核。

技术熟练的医师可采用水平乳化劈核技术，将超声乳化针头从切口下前囊口前埋入晶状体核内部，将劈核钩从主切口对侧前囊膜下滑过晶状体核表面揽住核的赤道区，劈核钩与超声乳化针头对向水平用力将核劈开，然后再旋转核，分别劈开、碎核。与拦截劈核技术相比，水平乳化劈核技术耗时短、能量释放少、切口热灼伤轻。

根据超声能量的释放模式，可分为连续、脉冲、爆破等模式。脉冲和爆破模式添加了工作间歇，与连续超声能量释放模式相比，明显减轻了对核块的斥力以及切口的热灼伤。

根据超声乳化针头的运动方向可分为纵向、横向以及混合模式。横向模式实现超声乳化针头连续工作，大大减少了对核块的斥力，同时最大化针头在针尖处运动，最小化针头在切口处运动，既提高了碎核的效率又减少了切口处产热，大大减轻了切口热灼伤。根据手术核硬度不同，可选择让超声乳化针头进行单一纵向模式、单一横向模式或者两者交替结合模式工作。对于软核可以选单一横向模式。如果核硬建议选择两者交替结合模式，增大超声乳化效率，减少排斥力，减少热损伤，达到在术中实现精准操作的目的。

四、抛光

晶状体囊膜抛光的目的是机械性地清除晶状体上皮细胞，即利用抛光针头在囊膜表面的机械摩擦，破坏囊膜上的上皮细胞，促使其脱落、变性、坏死，以减少术后炎性反应及后发性白内障形成。在植入 toric 或者多焦点人工晶状体时,后囊膜的透明性至关重要。

后囊膜抛光时需要维持手术显微镜的清晰聚焦,同时注意以下主要执行细节:

1. 注吸头抛光法　设置低负压值(5～15mmHg)和低流量(5～10ml/min),抽吸孔直径不大于0.3mm,抽吸孔始终朝上或者侧面,尽量避免朝下。

2. 抛光器抛光法　黏弹剂维持空间,抛光器保持在同一平面作往复运动,角度太大容易损伤后囊膜。

抛光操作中要密切观察后囊是否存在阻挡器械运动的障碍或是否有皱褶的形成,以确保后囊膜完整。

精准屈光性白内障手术的抛光需要尽可能彻底的清除所有残余皮质,保持囊膜透明性,特别是后极部。在植入 toric 人工晶状体时可以不进行前囊膜抛光,以利周边前后囊膜粘连,防止人工晶状体旋转。

第二节　人工晶状体植入

国内现有的功能性人工晶状体(toric IOL、非球面 IOL、多焦点 IOL、拟调节 IOL)均需囊袋内植入。撕囊口边缘要 360° 覆盖 IOL 光学部边缘约 0.5mm。术中 IOL 襻完全展开,彻底清除 IOL 前后的黏弹剂。

对于 toric 人工晶状体,如果采用手工定位方法,可根据术前的角膜水平标记,在术中使用角度定位器在角膜缘标记 toric 人工晶状体计划放置的方向。

如果采用 LensAR 飞秒激光系统的 Intelli-axis 方法,可在飞秒激光操作的时候即在前囊膜上标记 toric 人工晶状体计划放置的方向(图 9-2-1)。

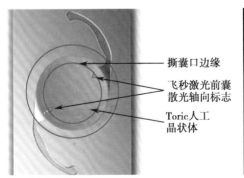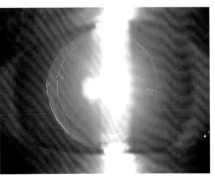

撕囊口边缘

飞秒激光前囊散光轴向标志

Toric人工晶状体

图 9-2-1　飞秒激光在前囊口边缘标记 toric 人工晶状体计划放置的方向。左图为示意图。右图为实际图

如果采用导航角膜定位方法，术中比对成功之后，实时追踪眼部地形特征，显示 toric 人工晶状体计划放置的方向（图 9-2-2）。

对于非平板型的 toric 人工晶状体，经主切口植入人工晶状体之后，顺时针旋转人工晶状体上的方向标记至距离角膜或前囊膜方向标记约 20°的位置，去除黏弹剂后再将人工晶状体上的方向标记旋转至角膜或前囊膜方向标记位置。水密后，轻压人工晶状体，解除 IOL 与前囊口夹持，尽量使 IOL 与后囊膜完全贴附，人工晶状体上的方向标记与角膜或前囊膜方向标记精准对齐。去除开睑器后再次检查前房深度和人工晶状体位置。

如果选择平板型的 toric 人工晶状体，经主切口植入人工晶状体之后，可直接将人工晶状体上的方向标记与角膜或前囊膜方向标记对齐，之后的手术操作中如果发现方向有偏位，可根据情况顺时针或逆时针旋转人工晶状体来再次调整对齐方向。

对于功能性人工晶状体，手术结束时应让病人注视显微镜的同轴灯，观察 Purkinje Ⅲ、Ⅳ像是否落在在人工晶状体的中心，如果是，则说明人工晶状体的中心基本位于视轴（图 9-2-3）。

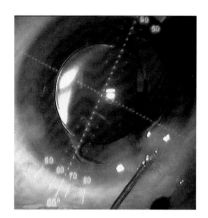

图 9-2-2　导航显示 toric 人工晶状体计划放置的方向

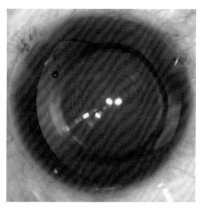

图 9-2-3　病人注视显微镜的同轴灯时 Purkinje Ⅲ、Ⅳ像位于多焦点人工晶状体的中心

第三节　飞秒激光辅助白内障超声乳化手术

当确定了飞秒激光辅助白内障超声乳化手术方案之后，需要关注飞秒激光白内障手术的关键环节和关键技术，并严格按照标准去执行，才能充分发挥出飞秒激光白内障手术的精准特性，为精准屈光性白内障手术的高质量开

展保驾护航。

一、飞秒激光操作的执行

（一）飞秒激光系统的选择

根据病人的眼部情况决定采用非接触式或者接触式飞秒激光系统。如果病人存在角膜基质皱褶或内皮赘疣，或者明显的青光眼性视野缺损，建议采用非接触式飞秒激光系统，以减少激光散射和眼压升高。

（二）术前准备

病人在术前 2 天开始术眼滴用普拉洛芬等非甾体类滴眼液，每日 4 次，以减少飞秒激光操作导致的瞳孔缩小发生。术前 1 小时开始滴用复方托吡卡胺滴眼液以充分散大瞳孔。结膜囊冲洗后等待飞秒激光手术。手术正式开始之前滴用一次表面麻醉剂。

放置飞秒激光接口之前核查病人信息和激光参数，调整好头位和眼位，再次向病人介绍注意事项以配合手术。

（三）激光接口的连接

以角膜为中心置放飞秒激光接口，启动负压吸引，固定眼球成功后快速开启扫描。负压吸引和固定的操作时间越短，意味着需要病人配合的时间就越短，配合越好，手术越精准，失吸或者结膜下出血等并发症的风险也就越小。扫描过程中密切注意图像质量和眼部结构的形态细节，拟好处理计划。

（四）切囊

飞秒激光切囊时的中心点需要根据机器的技术参数和瞳孔大小来选择。如果机器有角膜地形图联机功能，瞳孔也足够大，则选择以视轴为中心。如果瞳孔欠大，则选择以瞳孔为中心，原则为切囊边缘到瞳孔缘的距离保留至少 0.5～1.0mm 的安全范围（不同机器可有不同）。

前囊膜切开口的直径需要根据机器特性、病人眼部特点、人工晶状体情况而设定（4.5～6.0mm），原则为 360° 覆盖 IOL 边缘 0.5mm，例如对于 IV 级核以下的年龄相关性白内障病人，拟植入光学部直径 6.0mm 的 C 形或 L 形襻人工晶状体，一般建议选择直径为 5.2mm；白内障核较硬或拟植入光学部直径 6.0mm 的闭合襻或平板型人工晶状体的，设置直径为 5.4mm。切囊的激光能量和点线距参数可根据囊膜的具体情况而微调。

（五）核处理

飞秒激光预劈核需要根据机器特性、病人眼部情况来设置参数。对于角膜内皮细胞密度低或者 IV 级及以上硬核白内障，采用全能量的格栅切（芒果切）。对于 III 级核白内障，采用中等能量的十字切、米字切。扫描时发现后囊膜不清晰时可调小劈核深度，一般选择 2mm 深度。后极性白内障由于担心飞秒激光核处理后的气泡可能撑破后囊膜，不建议使用飞秒激光预劈核。

手术医师可以根据以上情况事先设定不同操作模式，方便手术时快速调用模式进行个性化操作，节省手术时间。LensAR 飞秒激光系统能够自动侦测白内障核硬度，并根据分析结果自动调用手术医师事先规划的个性化模式，更加智能化和便捷。个别机器的核处理步骤在切囊之前执行。

（六）透明角膜切口

飞秒激光制作透明角膜切口建议设置成三平面或两平面，以提高切口的自闭性。若由于老年环或其他角膜混浊的原因导致角膜切口位置明显靠近角膜中心，可放弃该切口，改用手工切口。如果采用飞秒激光制作 AK，或者其他矫正角膜散光手术方式，需要根据矢量计算选择角膜切口的方位，以免影响散光矫正的预测性。

二、超声乳化操作的执行

完成了飞秒激光操作之后，开始后续的超声乳化手术。以下几点需要特别注意：

1. 消毒　如果飞秒激光操作不是在无菌条件下施行，则在超声乳化手术开始之前需要按照常规白内障手术的消毒要求进行消毒。

2. 角膜切口　飞秒激光制作的角膜主、侧切口一般不会贯穿角膜上皮层，眼球仍保持密闭性。需要使用钝铲刀将飞秒激光处理过的角膜切口分离后打开。分离时注意按照切口平面构筑的方向去分离，切忌单一方向暴力分离，以免引起角膜后弹力层脱离。对于飞秒激光制作的 AK 切口，由于胶原组织并未被彻底离断，所以需要将其钝性分离，以确保散光矫正效果。如果由于各种原因飞秒激光未能成功制作切口，可改用手工方法制作角膜切口。

3. 去除切开的前囊膜　在去除前囊膜之前，使用适量的黏弹剂压平前囊膜，务必要判断前囊膜是否 360° 完全切开、游离。如果飞秒激光切开的前囊膜已经完全游离，可以通过镊子夹出前囊膜，或者用超声乳化针头直接吸除；如果前囊膜切开是不完全的，还存在部分组织连接，则必须用撕囊镊沿着切囊的轨迹环形撕除未切开部分的囊膜，切忌此时直接去夹除或吸除前囊膜，以免引起囊膜裂开。

4. 水分离　水分离之前应判断飞秒激光产生的气泡是否有引起囊袋阻滞的风险，如果是，则轻压晶状体周边部，使其倾斜将气泡赶出。为了避免注射过多的液体进入囊袋内，使已经被气泡撑大的后囊压力急剧上升发生破裂，应采用多点少量水分离。注水针头应紧贴前囊，切勿沿着被飞秒激光切除的皮质下缘进针注水。水分离之后应轻压旋转晶状体核将气泡赶出。

5. 核处理 对于≤Ⅲ级核硬度的，由于飞秒激光已经预劈核，超声乳化针头只要稍微握持住核块即可轻松分开核块。切忌动作过猛过快，以免超声乳化针头埋核骤然过深而击破后囊膜。对于硬核，飞秒激光预劈核并不能对晶状体核进行完全的切割，仍会存在组织间连接，因此需要用劈核器完全分离核块，以最小的超声能量进行安全有效的超声乳化。

6. 皮质吸除 由于飞秒激光切囊时顺带将囊口下相邻的皮质也切除，所以切缘下方的皮质也形成了光滑的切缘。在吸除皮质时，需要将 I/A 针头置于皮质切缘下方去吸除皮质。

第四节 导航辅助手术

导航辅助白内障手术与常规白内障手术相比，在技术细节上存在一些不同。需要熟悉这些特点，并落实到手术技术方案的执行中，进一步提高精准屈光性白内障手术方案执行的精准性。

导航系统需要在术前捕获眼部数字化参照图像，包括巩膜血管、角膜缘和虹膜标记等"眼睛指纹"，用于术中对眼部进行匹配、追踪和定位，帮助精准完成关键手术技术。因此要确保术前图像检查质量，获得相关必要的参数数据。推荐术前在角膜缘水平位置做标记，以用于万一在手术中导航比对失败后的补救。

比对这一步的精准执行对于导航手术至关重要。通过将手术显微镜采集的术眼图像（仰卧位）与术前标记的眼前节图像（坐位）匹配，以眼表血管、虹膜纹理为主要标志物进行匹配，精准确定水平参考轴以及视轴中心点（图9-4-1），不会被卧位眼球旋转影响。

比对成功之后，导航系统会按照术前计划的要求实时显示角膜切口方位。手术医师按照方位标记制作角膜切口（图9-4-2）。

撕囊时，导航系统实时投射撕囊辅助环。手术医师沿着辅助环的轨迹撕囊，完成符合4C要求的撕囊（图9-4-3）。

植入 toric IOL 时，导航系统实时投射人工晶状体的中心定位目标和轴位参考线。手术医师调整 toric 人工晶状体的轴位标志，与导航系统投射的轴位参考线对齐，确保人工晶状体的散光轴向放置在规划的方位；同时确认人工晶状体的中心与导航提供的中心定位一致（见图9-2-2），确保人工晶状体的居中性。部分导航系统还可以结合角膜曲率或像差，在术中评估病人术后的散光状况。

113

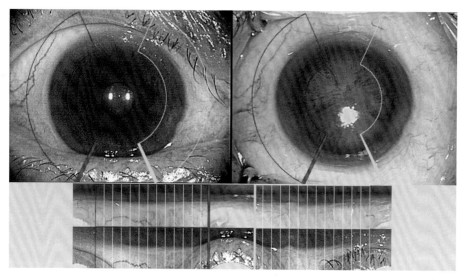

图 9-4-1　导航系统在进行比对。左上图为术前采集标记的图像。右上图为术中实时捕获的图像。下图为将主要标记地形进行匹配

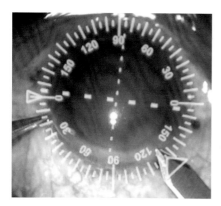

图 9-4-2　根据导航系统提供的切口方位制作角膜切口

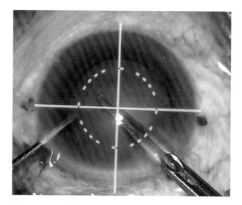

图 9-4-3　根据导航系统提供的辅助环进行撕囊

第五节　应急方案

完美的手术是实现精准屈光白内障手术的基础，但是只要是做手术就会有出现术中并发症的可能，如何进行及时、合理、有效的应急处理就变得至关重要。

一、后囊膜破裂

术中出现以下征象时提示发生了后囊膜破裂：

1. 前房突然加深。

2. 瞳孔突然缩小或变形

3. 晶状体核的沟槽基底部红色反光异常增强。

4. 核向一侧倾斜或有下沉趋势。

5. 核块对超声乳化头的跟随力下降。

此时应及时发现后囊破裂，立即停止超声乳化吸除，将超声乳化脚踏位置从3档退回1档。

立即从侧切口注入弥散性黏弹剂，阻止裂口进一步扩大和玻璃体脱出。

后囊膜破裂合并玻璃体脱失时，采用前段玻璃体切除头切除玻璃体。若核块已掉入玻璃体腔，则采用后段玻璃体切除技术切除玻璃体和去除核块。

如果处理之后发现后囊膜破口小，判断不影响人工晶状体居中性的，可以按原先设计方案植入囊袋内。如果能植入囊袋内，但不能保证人工晶状体位置居中的，需要选择球面人工晶状体。

如果后囊膜破口较大，则需要将人工晶状体植入睫状沟或者悬吊。

二、悬韧带部分离断

对于术前已经发生的悬韧带离断，手术切口应选择在远离悬韧带断裂处。可以选择飞秒激光进行撕囊、预劈核。

对于大于90°的悬韧带离断，应考虑使用囊袋张力环。

对于大于180°的悬韧带离断，选择有固定钩的囊袋张力环，并用聚丙烯线将其固定于巩膜壁上。张力环的开口应对着悬韧带健全的囊袋赤道部。

对于悬韧带部分离断致植入的人工晶状体可能发生偏位的，不建议植入功能型人工晶状体。

三、撕囊不圆或有缺口

撕囊不圆或有缺口可以进行二次撕囊。选用囊膜剪或者截囊针在囊口边缘斜向起一小瓣，然后用撕囊镊抓住小瓣撕囊，将囊口扩大至规划的形状和大小。

四、虹膜脱出、损伤

术中发生虹膜脱出时，可考虑应用内聚型黏弹剂回纳虹膜。如果虹膜反复脱出时，可考虑暂不处理，在超声乳化头进出前房时应注意保护虹膜，手术结束前用缩瞳剂和黏弹剂联合处理将虹膜回复，必要时切口缝合。

如果发生虹膜根部撕裂等情况，判断可能出现视觉干扰症状时，可考虑缝合离断的虹膜根部。如果虹膜损伤范围大，瞳孔变形，判断可能干扰多焦点人工晶状体，则更换人工晶状体。

五、瞳孔缩小

对于可能发生术中瞳孔缩小的病人，术前应提前 2 天滴用非甾体抗炎药。制作切口后向前房内注射 1∶10 000～1∶50 000 肾上腺素。采用黏弹剂扩大瞳孔。术中维持灌注压稳定，操作尽量轻巧，避免手术器械刺激虹膜以及虹膜从切口脱出。若无效，可采用机械扩瞳装置扩大瞳孔。

六、术中出血

因虹膜根部离断所致的出血可通过前房内注入黏弹剂止血，也可升高灌注瓶止血或向灌注液中加入少量肾上腺素止血（1∶10 000～1∶15 000）。人工晶状体植入可以按预先设计的方案。

脉络膜上腔出血是一种少见，但严重威胁视功能的手术并发症。应及时发现，并立即关闭角膜切口，停止白内障手术，同时控制血压以最大限度地缩小出血面积，降低眼内容物脱出风险。等出血稳定后，根据具体情况决定进一步的处理方案。

七、角膜后弹力层脱离

术中致角膜后弹力层脱离的常见因素有：

1. 切口因素　内切口偏前或切口偏小，手术器械进入前房或植入人工晶状体时需要用力"挤"进切口，增加了后弹力膜脱离的风险。切口水密时注射针头在基质层与后弹力层之间注水，速度太快，也可能会发生后弹力层脱离。

2. 器械因素　手术刀不锋利易导致切口处后弹力层撕裂，可在后续操作中引起角膜后弹力层脱离。

3. 核处理方式　对于Ⅳ级以上的硬核，建议劈核时，游离一块，乳化一块，直至核块全部乳化。这样可以避免坚硬的核块漂浮于前房，在液流和器械的作用下导致角膜后弹力层脱离。

4. 手术技巧　撕囊时将撕除的囊膜第一时间取出，以免出现后弹力层脱离与残留的晶状体前囊鉴别不清。开始出现小范围的脱离时，未能辨认，误认为是撕除的囊膜，继续操作造成更大范围的脱离。劈核钩在前房操作位置过高，划伤角膜造成角膜后弹力膜脱离。术中应控制操作平面在囊袋或虹膜水平，避免损伤角膜。

5. 病人因素　青光眼、葡萄膜炎或糖尿病的病人角膜内皮层和后弹力层可能存在病理改变，很容易被分离开。

发生角膜后弹力层脱离后需要注意不能再扩大脱离，并根据脱离的范围大小，及时采取相应的措施：

1. 若发现角膜内切口后唇的后弹力层轻度卷曲，则术中减少器械进出的次数。向前房注入灌注液，再将灌注液从原切口放出，利用灌注液的动力将脱离的后弹力层复位。

2. 若角膜后弹力层和内皮细胞层一起脱离范围大，采用前房注水法或注入黏弹剂治疗的同时，需在术毕向前房内注入消毒空气，以气泡推压使脱离的后弹力层复位，以确保将脱离的角膜后弹力层固定于角膜基质层，并将眼压保持略高于正常。若复位不良需要 10-0 尼龙线缝合。

八、切口密闭不良

对切口密闭不良的病例可用 10-0 尼龙线进行缝合。缝合会使该方向的角膜曲率变大，对于 toric 或者多焦点人工晶状体应特别谨慎，要求松紧度合适。一般在拆线后，角膜形态可能会恢复。

（徐　栩）

第 十 章

精准的术后随访和反馈

精准屈光性白内障手术的术后随访主要是针对性地评估病人术后眼部解剖结构和视功能，这些结果一方面可以指导病人的术后治疗决策，另一方面又可以通过统计分析，反馈并改进术前规划和术中执行的精准程度，以持续提高临床疗效。

第一节　术后常规用药

精准屈光性白内障术后需坚持规范用药。病人用药依从性会影响手术效果和病情恢复。

1. 抗生素　左氧氟沙星滴眼液，手术当天每隔 2 小时滴 1 次，第二天改为每天 4 次，持续使用 1 至 2 周。

2. 甾体类抗炎药　妥布霉素地塞米松滴眼液或泼尼松龙滴眼液，手术当天每隔 2 小时滴 1 次，第二天改为每天 4 次，随后每周递减 1 次，持续使用 4 周。

3. 非甾体类抗炎药　普拉洛芬滴眼液，每天 4 次，持续使用 4 周。

4. 人工泪液　根据病人具体情况选择使用。

对于眼部或全身情况复杂的病人，术后用药可根据实际情况做相应调整。

第二节　术后解剖结构评估及常见问题处理

精准屈光性白内障手术的术后解剖结构评估主要包括泪膜、角膜、前房、人工晶状体、晶状体囊膜、眼底等情况。

一、泪膜

白内障术后干眼常见，可引起眼部不适，有可能导致术后视力不稳定或下降。发生原因主要包括：

（一）手术因素

1. 手术切口机械性损伤 虽然超声乳化手术的切口很小，但是由于角膜的感觉神经非常丰富，切口不可避免地会损伤部分神经纤维，影响角膜的知觉、敏感性，破坏泪液反射环路，导致瞬目次数、泪液分泌减少，泪膜稳定性降低。

2. 角结膜表面改变 规则的角结膜表面是泪膜稳定的基础。超声乳化手术由于切口组织水肿、术后瘢痕修复等原因可改变眼表的光滑度，使眼表上皮、泪膜之间的界面张力失衡，导致泪膜稳定性下降。术后角膜非球面形态发生不同程度的改变也可影响泪膜破裂时间。

3. 术后炎症反应 炎症反应是干眼发病的重要因素之一。手术创伤本身和创伤造成的炎症因子会进入泪液，加重炎症反应，导致眼表上皮受损，腺体分泌细胞凋亡，形成恶性循环，导致白内障术后发生干眼。

4. 手术操作时间 白内障手术时间的长短也会影响术后干眼。眼球在显微镜灯光下暴露的时间越长，干眼的发生可能性越大，干眼症状越严重。

5. 手术操作对相关分泌腺体的影响 超声乳化手术可损伤部分角膜结膜上皮细胞、分泌腺，术后眼表上皮组织损伤脱失，导致泪膜赖以依附的眼表组织发生改变，继而影响泪膜的黏附性、稳定性。

（二）药物因素

1. 表面麻醉剂 可使角膜上皮点状剥脱、泪膜稳定性下降。同时，由于角膜知觉减退，引起泪液分泌、瞬目次数减少，泪液蒸发增多，发生干眼。

2. 糖皮质激素 促进脂肪和蛋白质的分解，抑制其合成代谢功能，破坏泪膜稳定性，最终造成泪液分泌量减少，诱发干眼。

3. 防腐剂 多数滴眼液含有防腐剂，主要成分为苯扎氯铵，可破坏角膜上皮细胞间隙的紧密联结带，增加角膜通透性，且可与角膜上皮细胞膜的脂质层发生结合，使细胞膜对水和各种离子的通透性增加，角膜上皮发生点状剥脱，降低泪膜稳定性，导致干眼。若术后长期使用含防腐剂的滴眼液，还可能造成防腐剂存留于结膜囊内，对眼表产生长期的毒性作用。

（三）其他因素

白内障术后干眼的发生还与年龄、全身情况等因素相关。年龄越大的病人，术后越容易发生泪膜改变，且术后眼表损伤更明显，恢复时间更长。高血糖是白内障超声乳化术后发生干眼的高危因素。病人的心理状态也与术后干眼的发生有密切的关系。

因此,泪膜的评估是精准屈光性白内障术后一个非常重要的方面。评估方法主要有:泪膜破裂时间、Schirmer 试验、泪河高度评估、表面活体细胞染色、OSDI 量表、OQAS 泪膜光学动态变化等(详见第六章第二节)。

根据病人的临床症状和严重程度,给予针对性的治疗。主要包括以下:

1. 人工泪液 是临床最常用的治疗方法。人工泪液依据主要成分不同,分为纤维素类、聚乙烯醇类、细胞因子以及营养物质等。其中常用的有玻璃酸钠滴眼液、聚乙二醇滴眼液、重组人表皮生长因子滴眼液等。应用人工泪液可显著增加眼表润滑和湿度,营养眼表。临床选择人工泪液时,要评估其有效成分,并考虑防腐剂的影响。

2. 抗炎药物 白内障术后干眼的发病原因多,但均有一个共同点,即炎症因子的参与。糖皮质激素的应用,可抑制前列腺素、白三烯等合成,发挥较强的抗炎作用,故低浓度、低剂量糖皮质激素滴眼液对中、重度干眼的治疗效果较为显著,且临床不良反应少。但是长时间应用仍需谨慎,应定期复查。非甾体抗炎药以不影响眼压等优点被临床广泛应用于治疗轻中度干眼。环孢素是一种免疫调节剂,通过阻滞眼表细胞内信号传导,抑制细胞凋亡而发挥其治疗作用。

3. 其他治疗 包括中医治疗、泪液保存法、维生素 A 类制剂、自体血清疗法以及性激素疗法等。

干眼病因复杂多样,单一的治疗方法通常难以取得满意的治疗效果,临床上可根据个体的实际情况进行联合治疗。

二、角膜

常用裂隙灯检查角膜情况。主要观察角膜的透明性,是否有上皮缺损、基质水肿混浊、内皮面皱褶,或后弹力层脱离等。角膜透明性下降是白内障术后早期病人视力不佳的主要原因。

一般情况下,白内障超声乳化术后第二天角膜即恢复透明。白内障较重、核较硬的病人,术中超声乳化时间长,超声能量大,术后可能出现较长时间的角膜水肿。角膜内皮细胞密度低或者术中角膜内皮受损的病人,术后也可能出现较长时间的角膜水肿。通常角膜水肿会在术后一周内消退,若水肿长期无法消退,可能出现角膜内皮失代偿。

1. 角膜后弹力层脱离 术后发现不能解释的、严重的角膜水肿混浊,排除机械损伤、药物毒性等因素,应考虑为后弹力层脱离可能。角膜后弹力层脱离主要与病人自身条件、切口方式、宽度、位置及手术器械的机械损伤等原因有关。轻者引起短暂的局限性角膜混浊，重者可导致角膜失代偿，造成永久性角膜水肿。

一旦确诊，应积极行后弹力层复位手术治疗。即使角膜水肿时间较长，也不要轻易放弃手术治疗，因角膜内皮细胞的营养主要来自房水，后弹力层脱离较长时间内皮细胞仍具有活性。只要术中无明显的角膜内皮细胞损伤，复位后即可发挥正常功能。

2．药物性角膜炎　白内障术后需长期大量使用抗生素及激素类滴眼液，因此药物性角膜炎的发生并不罕见。药物性角膜炎系局部使用药物后使角膜和结膜出现短暂的高浓度，加上防腐剂和赋形剂共同作用，导致细胞功能损伤。其发病机制主要包括：

（1）破坏泪膜的稳定性。

（2）损害角结膜上皮细胞微绒毛，降低基底膜的黏附力，导致角结膜上皮点状脱失。

（3）破坏角结膜上皮细胞的紧密连接。

（4）抑制角结膜上皮细胞的有丝分裂和移行，延迟上皮愈合。

（5）作为抗原引起的抗原抗体反应。

（6）过敏反应。

药物性角膜炎主要需与病毒性角膜炎进行鉴别。一旦确诊，立即停止应用相关药物。使用不含防腐剂的人工泪液保护角膜，避免因机械损伤导致角膜病变加重，局部及全身营养角膜治疗。可考虑应用抗生素滴眼液预防感染。如果角膜上皮缺损长期不修复，可用绷带型角膜接触镜。

3．病毒性角膜炎　病毒性角膜炎在白内障术后并不少见，其中以单纯疱疹性角膜炎最为常见。发病原因可能与以下因素有关：

（1）单纯疱疹病毒在进入人体内末梢神经后，潜伏在神经元胞核内，当机体免疫力下降时，单纯疱疹病毒被激活，并沿神经纤维的轴突进入角膜组织。

（2）术中多种原因可致术后角膜内皮损伤，包括超声能量、灌注液流、晶状体核碎块对内皮的机械损伤等。

（3）术后葡萄膜炎、毒性眼前节综合征等所致的角膜内皮损伤常采用局部频滴糖皮质激素滴眼液治疗，在减轻炎症反应的同时亦削弱了眼部的免疫力，可能使潜伏的单纯疱疹病毒被激活。

对于上皮型病毒性角膜炎，给予抗病毒药物口服，局部抗病毒眼膏，无防腐剂人工泪液滴眼。

对于基质型和内皮型病毒性角膜炎，予以口服或者静脉滴注抗病毒药物及激素类药物，局部滴用低浓度激素和自体血清。

三、房水

房水是白内障术后是否存在炎症反应及炎症反应轻重的主要观察指标。一般在术后第二天，房水已恢复透明，前房细胞和闪辉基本消失。部分白内障较重、病情复杂、手术时间较长的病人或者曾发生眼内感染的病人，术后炎症反应相对偏重，持续时间较长。若在白内障术后的随访过程中发现房水混浊，出现前房细胞、前房闪辉，需要高度怀疑病人出现眼内炎可能。

眼内炎是白内障术后的严重并发症，危险因素较多，后囊破裂、手术时间长、消毒质量低、切口密闭差、人工晶状体污染、多种手术联合治疗等均是典型危险因素。大多数感染性眼内炎由细菌引起，多为表皮葡萄球菌。

眼内炎一旦发生，对病人视功能影响大，预后差。因此，术前术中术后均需要相应的防范措施，包括：

1. 对年龄较大的病人，在围手术期要对全身病加以控制，特别是糖尿病病人，应严格控制血糖，以减少眼内炎风险。

2. 增强手术技能，尽量缩短手术时间，术中严格无菌操作，对手术室严格消毒，降低感染风险。

3. 角膜切口是引发白内障术过后眼内炎发生的关键因素，一定要保证切口密闭。

4. 术前术后规范使用抗生素滴眼液。

一旦确诊为眼内炎，应立即进行治疗。若仅前房反应重，玻璃体腔未见明显感染，可频滴抗生素和激素滴眼液，并球旁注射。若玻璃体腔已出现感染，则需玻璃体腔注射万古霉素。若病情无好转，必须当机立断及时行玻璃体切除手术治疗。在手术前抽吸前房和玻璃体内的液体，行细菌培养和药敏试验。手术中应彻底清除玻璃体腔内的灰白色脓液和机化物，玻璃体腔注射万古霉素。术后予头孢呋辛钠联合地塞米松静脉滴注，同时局部滴用滴眼液，散瞳。

四、瞳孔

主要评估瞳孔的大小、形状、对光反射等。通常白内障术后 8 小时瞳孔可恢复正常。若超过 8 小时瞳孔仍无法恢复正常，则需考虑术中虹膜及瞳孔括约肌损伤可能。术中使用虹膜拉钩的病人，有可能出现瞳孔回缩困难，需谨慎使用。术中若损伤虹膜，或者有玻璃体嵌顿于瞳孔区，则可能引起术后瞳孔欠圆。

1. 术后瞳孔不规则　可能由以下原因引起：

（1）术中有玻璃体溢出至前房，嵌顿在瞳孔区。

（2）术中虹膜脱出或嵌顿于切口处。

（3）手术操作较繁杂，器械进入前房较多或操作不当损伤虹膜。

轻度的瞳孔不规则如果不影响视功能的可不予处理。虹膜脱出或嵌顿于切口处的需进行回纳处理。玻璃体嵌顿的需剪除或前段玻璃体切除。

2. 瞳孔夹持　是指后房型人工晶状体的光学部全部或部分地位于虹膜前方，而人工晶状体襻仍在虹膜后面，使人工晶状体嵌顿于瞳孔的状态。

小范围的瞳孔夹持可使瞳孔变形。瞳孔夹持的范围较大往往合并反复炎症，会有眩光症状。日久可致瞳孔括约肌损伤、虹膜纤维化、出血和青光眼等，造成严重的视功能损害。

症状严重或固定性瞳孔夹持合并虹膜晶状体囊膜粘连等时，需行手术治疗。

五、人工晶状体

IOL 的移位（倾斜、偏心）很常见，如果排除悬韧带本身松弛或离断以及悬吊 IOL 因素，平均倾斜 3°和偏心 0.25mm，相当于导致离焦 0.12D 和 0.17D，对视觉影响不明显。然而，一旦倾斜>5°或偏心>0.5mm，即有可能明显影响视觉质量，尤其是多焦点和第一、二代非球面 IOL 比球面 IOL 更易受倾斜和偏心的影响。IOL 发生倾斜和偏心的主要原因如下：

1. 撕囊口的精准程度　撕囊不居中、大小不合适，甚至囊口撕裂，均可导致不对称囊袋收缩或者对脚襻的不对称压迫，引起 IOL 倾斜或偏心。

2. 脚襻非对称固定　例如一只脚襻在囊袋内，而另一脚襻在囊袋外。

3. IOL 的材料和构造　硅胶比丙烯酸酯引起囊袋皱缩的可能性大。疏水性丙烯酸酯由于有更好的生物相容性，更容易形成囊口与 IOL 光学面的贴附，减少细胞增殖。

4. 病理因素　假性剥脱综合征、糖尿病、视网膜色素变性等，可导致囊袋皱缩，引起 IOL 的倾斜和偏心。

为了给 IOL 创造良好的位置，除了在术中尽量做到适宜大小的居中连续环形撕囊、前囊膜全部抛光或全部不抛光、彻底清除皮质以及减少手术创伤和炎症之外，术后用药也极为重要。糖皮质激素是术后常规用药，目前认为氯替泼诺或者非甾体类药例如双氯芬酸钠、普拉洛芬等药物也有良好的抗炎效应。可根据手术复杂程度来调整用药次数以及是否联合应用。例如对于视网膜色素变性、青光眼或者糖尿病可以增加激素的滴用频率，辅以非甾体类药物。高度近视眼病人术后可以使用氯替泼诺减少眼压升高可能。

六、晶状体囊膜

常用裂隙灯检查晶状体囊膜情况。通常白内障术后初期，晶状体囊膜保持完整性和透明性。但有部分病人会在术后几年内出现囊膜的混浊，即后发性白内障，甚至出现囊袋严重机化、皱缩，引起视力下降。因此，白内障术后的病人若在长期的随访期间出现视力渐进性下降，首要考虑的是后发性白内障。需散瞳后，裂隙灯下详细检查囊袋情况及观察眼底，判断是否发生后发性白内障及是否需要进行后囊膜激光切开术治疗。对于多焦 IOL，后发性白内障可在较轻时就予以 YAG 激光治疗以减少散射，改善视觉质量。

囊袋阻滞综合征（capsular block syndrome，CBS）是由于撕囊口被人工晶状体光学面机械性阻塞，导致晶状体囊袋形成一密闭的腔隙，由此引发后发性白内障、近视漂移、继发性青光眼等一系列改变的综合征。一般与术中囊袋内黏弹剂吸除不彻底、撕囊口过小或与人工晶状体形成机化膜等有关。病人多表现为视力下降、眼压升高、前房变浅、人工晶状体与后囊膜间隙增大。术后早期 CBS 多发生在术后 2 周内，病人多表现为眼压升高、虹膜膨隆、前房变浅、近视漂移、人工晶状体与后囊膜之间出现间隙，内有透明液体填充。术后晚期 CBS 多发生在术后数月至数年，表现为人工晶状体与后囊膜间隙明显增大，后囊膜向后膨出，可被乳白色或半透明液体填充，多伴有后发性白内障。对于囊袋阻滞综合征，如果眼压高、近视漂移明显，则需充分散大瞳孔，采用 YAG 激光在人工晶状体光学部之外的前囊膜击孔，或直接在中央后囊击孔（但通常难击穿），可见人工晶状体与后囊膜间液体自切开孔流出，后囊膜缓缓贴至人工晶状体后表面。

对于明显的前囊口皱缩，可采用 YAG 激光前囊膜放射状切开术，要注意前囊口裂开和 IOL 脱位入玻璃体腔可能，可辅以周边前囊口局灶性环形切开松解来避免。对于囊袋皱缩引起接近囊袋闭锁的，或伴发睫状体脱离的，可以同时行局灶性环形前囊口 YAG 激光切开术和后囊膜中央区 YAG 激光切开术以缓解牵拉。YAG 激光失败者或前囊口机化严重者可行手术撕除纤维机化膜，术中撕除机化膜后根据前囊口大小决定前囊口修饰性切除或二次撕囊。

七、眼底

白内障术后需检查眼底情况。部分白内障病人术前晶状体混浊严重，有些病人甚至完全无法窥见眼底，也有部分病人因为浅前房，无法散瞳检查，因此无法详细检查玻璃体、视网膜等眼底情况，只能通过眼部 B 超初步评估眼底。因此，白内障术后的病人均有必要散瞳后详细检查眼底。

白内障术后可发生黄斑囊样水肿，特称为 Irvine-Gass 综合征。发生在术后 4～12 周，有的病例可能会在术后数月甚至数年发生。具体发病机制和致病危险因素尚不清楚，炎症、视网膜光损伤、低眼压、玻璃体牵拉条索和药物毒副作用等多种因素均可能引发。

Irvine-Gass 综合征主要表现为最佳矫正视力的进行性下降，可伴有睫状充血和视盘水肿，有自发缓解的趋势。少数持续存在的黄斑水肿会导致光感受器的损伤和黄斑退变，产生永久性的中心视力损害。根据症状、眼底表现以及荧光造影和 OCT 检查所见，确诊并不困难。

Irvine-Gass 综合征的治疗可视病情的严重程度采取药物治疗、激光治疗及玻璃体切除术治疗。大部分黄斑囊样水肿可以治愈。

第三节　术后视功能评估

精准屈光性白内障手术的术后主观评估视功能主要包括视力、屈光状态、离焦曲线、对比敏感度，以及问卷调查了解病人术后主观的视觉质量，包括眩光、光晕、术后是否需要戴镜以及生活质量等。

一、视力

视力是精准屈光性白内障术后评估的首要指标，包括裸眼和矫正视力（可分为远、中、近视力），检查方法详见第一章第二节。

二、屈光状态

精准屈光性白内障术后必须通过主觉验光检查病人的屈光状态和最佳矫正视力，以确认病人术后的屈光状态与术前预期是否相符，对于术后裸眼视力欠佳的病人可明确是否与屈光不正有关，及时发现问题并指导治疗。同时，基于准确的验光结果，可以判断和改进 IOL 屈光度数计算和术源性散光情况。术后 1～3 个月屈光状态趋于稳定。

三、离焦曲线

离焦曲线可评估不同距离的视力表现，以了解病人术后的全程视觉情况，测量范围通常为 +1.00～−4.00D。检查方法如下：

1. 主觉验光。

2. 遮盖一眼。若检查双眼离焦曲线，则无须遮盖。

3. 在远矫正的基础上，将球镜度数增加 +1.00D，并记录此时的视力。

4. 以 0.50D 为级距递减球镜度数，直至 −4.00D，检查和记录在不同屈光度数时的视力。

5. 将离焦的度数作为横坐标，将视力作为纵坐标（推荐五分记录法或 logMAR）描记出来的曲线就是离焦曲线。

离焦曲线越高，视力表现越好，峰值视力一般出现在人工晶状体设计的焦点距离上（图 10-3-1）。

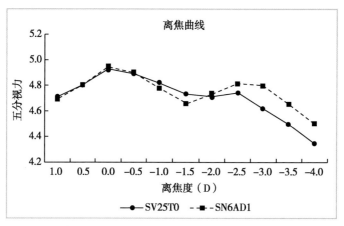

图 10-3-1　两种不同近附加度数的多焦点人工晶状体的离焦曲线

四、对比敏感度

对比敏感度检查可以帮助判断白内障术后效果，帮助医师制定诊治方案，详见第一章第二节。临床上，部分白内障病人术后的视力尚良好，但是就是反映看不清，且很难描述自己的症状，这时通过对比敏感度检查可能发现对比敏感度可独立地受到损害。

五、问卷调查

VF-14-CN 表等量表可评价白内障治疗效果，详见第一章第二节和附录一。

精准屈光性白内障手术的术后客观视功能评估主要包括波前像差、双通道客观视觉质量分析等，详见第一章第二节。

对于精准屈光性白内障术后病人，根据视功能的主客观评估结果可有助于判断手术是否成功，以及是否达到规划的精准程度。对于有主观症状的病人，可以分析主客观表现的分离程度，分析是否有与主观评估结果符合的客观评估结果，如果两者分离程度大，可继续随访观察；如果两者基本符合，综合考虑后决定是否需要再手术。如果需要再手术，采用客观评估数据指导精准修正眼球光路中某一光学面，并预测再手术能否进一步改善视功能。再手术之后，客观评估结果可直接解释病人主观症状改善的原因。

第四节　术后视觉问题及处理

视觉质量是精准屈光性白内障手术的终极追求。然而在实际临床实践中，由于个体的多样性和现有技术水平的限制，术后仍有部分病人的视觉质量欠佳。其原因主要有屈光方面问题，例如屈光预测误差；IOL 位置的倾斜和偏心；也有一些是由于术前病人存在的眼底问题，例如黄斑、视神经病变等；双眼视觉平衡也是一个重要方面；术后干眼也会对术后视觉质量及其稳定性产生影响。

一、屈光误差

屈光误差可以来源于生物学测量的误差、计算公式选择欠妥、A 常数未优化等。尤其是 IOL 屈光度数计算公式，目前除了第三代和第四代理论公式如 SRK-T、Haigis、Holladay-Ⅱ等，Barrett universalⅡ、Olsen、Hill-RBF 等也引起了广泛关注。对于眼生物参数极值的病人，例如特别平或陡的角膜曲率、特别长或短的眼轴、特别浅的前房、特别厚的晶状体，目前研究结果发现 Barrett universalⅡ、Olsen 等公式的屈光预测误差比其他公式小。

眼表疾病例如干眼等会影响术前的手术规划，例如 IOL 屈光度数计算，toric IOL 的度数及轴向，导致术后效果欠佳。

残余屈光不正的矫正可选择配镜。小于 3.00D 的角膜散光可通过 AK 进行矫正。确实不能耐受者可考虑人工晶状体置换或准分子激光进行矫正（可在术后 1～4 个月进行）。

二、最佳矫正视力无明显提高

1. 眼底病变　眼底病变可影响白内障术后效果。例如黄斑前膜、黄斑裂孔、老年性黄斑变性、Irvine-Gass 综合征、视网膜色素变性、病理性近视眼等，导致术后最佳矫正视力无明显改善。

2. IOL 位置　人工晶状体的位置倾斜、偏心是引起术后视觉质量下降的重要原因。超过 1mm 的偏心和大于 5°的倾斜就可能会影响视觉质量。

三、视力不稳定

术后干眼可导致视力不稳定。虽然大部分白内障病人术前无干眼主诉，但 87% 的人在白内障术后会存在干眼症状，50% 存在角膜染色等干眼体征。据报道，白内障术后病人不满意的原因中有 35% 是由于干眼。

目前主要是泪膜源性的治疗（tear film-oriented therapy），针对干眼类型治疗。例如对于黏蛋白缺乏型，给予黏蛋白成分的人工泪液；若是脂质层受损，睑板腺功能障碍，采用热敷按摩、润滑剂、清洁剂、局部脂质制剂或者口服脂肪酸；泪液缺乏型干眼，例如干燥综合征，可用人工泪液或者泪小点栓塞等。

四、光干扰症

病人在植入人工晶状体后，可能存在光干扰现象（图 10-4-1），其中光干扰症的发生率平均为 19.5%～32.7%，随术后时间而有不同，绝大多数能耐受，严重光干扰症发生率约为 0.2%。当病人没有直接被问及光干扰症时，自诉的光干扰症发生率往往低于医师特意询问的发生率。

光干扰症分为正性光干扰症（positive dysphotopsia）和负性光干扰症（negative dysphotopsia）。

1. 正性光干扰症　是指病人在外界某种光照条件下感受到的明亮的伪影，形态各异，有弧形、条状、光晕、闪光以及在视网膜中央区或者周边区的幻影等。在术后早期的发生率可高达 49.8%，但在术后 1 年降至 0.2%～2.2%。正性光干扰症主要由投射到视网膜上的散射光所致。材料折射率适中、圆的前边缘、直角后边缘、大光学区设计的 IOL 可减少正性光干扰症。

2. 负性光干扰症　是指病人感觉到颞侧视野的暗影，与视网膜脱离或者血管阻塞时的表现相似。病人不一定能用语言清晰描述阴影形状，但有时可以画出，通常为弧形或者新月状。术后第 1 天的发生率高达 15.2%，随后 2 年内则降至 2.4%。原因尚未明。术后短期发生的一过性负性光干扰症，可在几周内消失，可能与颞侧透明角膜切口的水肿有关。持续的负性光干扰症可能与人工晶状体因素（折射率、屈光力、边缘设计）和解剖因素（人工晶状体 - 虹膜间距过大、前囊口未连续覆盖人工晶状体光学面、角膜曲率、前房深度、眼轴长度、alpha 角）有关。对于前囊混浊的，可试行 YAG 激光切开。对于严重负性光干扰症的病人可考虑更换 IOL，缩短 IOL 与虹膜间距。

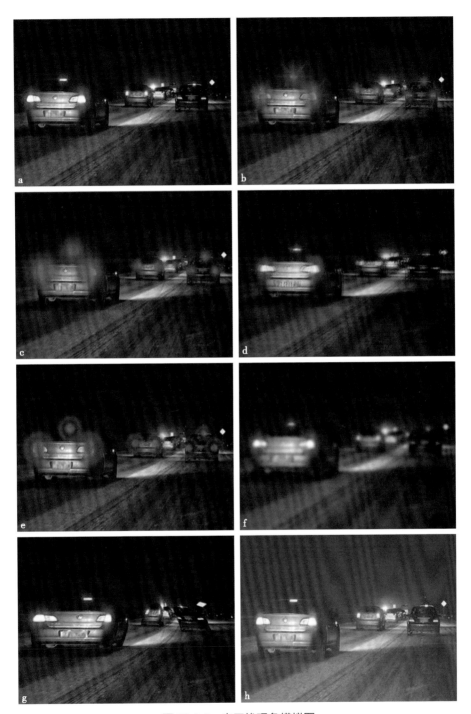

图 10-4-1 光干扰现象模拟图
a. 正常视觉；b. 星芒；c. 眩光；d. 重影；e. 光晕；f. 模糊；g. 畸变；h. 雾视

多焦点人工晶状体的光干扰症发生率高于单焦点人工晶状体。病人对光干扰症的神经适应需要一段时间，术后 6 个月内多数病人可自行缓解或适应。第二只眼手术能帮助适应光干扰症。也可以滴用缩瞳剂等。如果存在影响视觉的后发性白内障或后囊膜皱褶，及早用 YAG 激光切开后囊。

五、Toric IOL 旋转

根据术后复查的视力、主觉验光、角膜散光、散大瞳孔检查 toric IOL 的偏位情况，决定处理方案。如果出现 10° 以上旋转，或者虽然旋转<10° 但明显影响视力，建议在术后 1 个月内及时行 toric IOL 调位术。

六、双眼平衡失调

个别病人在白内障术后可出现复视现象，主要原因如下：术中肌毒性、弱视或斜视病史、长时间的知觉剥夺、屈光状态的改变等。

双眼手术病人告知其双眼术后可能会好转。多焦点人工晶状体双眼植入比单眼手术的效果好。或者采用棱镜配戴、手术、肉毒杆菌治疗等。多数会由于双眼视的恢复或者抑制一眼而复视消失。

综上所述，白内障术后视觉质量问题涉及病人心理和眼部结构、人工晶状体、手术规划、手术操作等方面。这些问题的预防在于术前精准的生物测量和计算、精准规划和执行手术方案。术后需要及时发现问题，并及时沟通和处理。

第五节　手术规划的持续改进

术后的数据不仅可以检验手术规划的精准程度，还可以通过科学的方法来反馈改进术前的测量、分析、计算的精准程度，手术方案的合理性，以及方案执行的精准程度，这是实现精准屈光性白内障手术不可或缺、极其重要的环节。

一、数据收集与分析

病人数据收集内容主要包括术前、术中和术后数据三部分。

术前数据主要收录病人的基本信息（如住院号、姓名、年龄、性别和术眼等）、视力、术前生物学测量参数（包括角膜曲率、散光度数及轴向、角膜直径、眼轴、前房深度、晶状体厚度等）、角膜内皮等。

术中数据主要收录角膜切口、超声乳化相关参数、IOL 植入方式、IOL 类型、IOL 屈光度数、预留屈光度数（toric 人工晶状体还需记录 toric 人工晶状体的轴向）、术中事件等。

术后数据主要收录病人的视力、验光结果、视觉质量相关检测、IOL 位置如倾斜偏心等（toric 人工晶状体还需记录 toric 人工晶状体的轴向），必要时进行主观问卷相关调查。

明确团队实施手术规划的相关流程。从病人生物学测量、IOL 屈光度数计算及选择、术后屈光状态检查等每一步的过程均有可能引入误差。因此在进行误差分析之前首先应熟悉相关流程和每一个流程可能出现的问题及其可能原因。

1. 生物学测量　精准的生物学测量是保证精准的术后效果的首要条件。生物学测量的误差主要包括眼轴、角膜曲率、前房深度以及晶状体厚度。临床上往往以前两者多见。眼轴测量误差常出现在白内障较严重而无法使用光学设备进行测量，或者医院仅具备 A 超的情况下，使用 A 超测量眼轴时出现。因此在白内障术后随访时发现较大的屈光误差时，应考虑是否由于眼轴测量误差引起。尤其对于病理性近视眼，由于存在后巩膜葡萄肿，眼轴测量时容易引起明显误差。

2. IOL 屈光度数计算及选择　有多种 IOL 屈光度数计算公式可供选择。经验公式和二代公式在临床已经基本不再使用，现多使用第三、四代公式，甚至第五代公式。不同方法所需要的参数也各有差异，因此在对 IOL 屈光度数进行计算时，不同公式之间存在差异。对于眼轴、角膜曲率、前房深度正常的病人，不同公式之间差异不显著。但是对于短眼轴和长眼轴的病人，不同公式之间存在明显的差异，应谨慎选择计算公式。推荐对长眼轴病人使用 Olsen、Barrett Univerasal II 公式进行计算。

3. 术后屈光状态检查　精准的术后屈光状态检查是保障屈光误差分析准确性的基础。

二、流程的优化

在了解引起屈光误差的原因之后，流程上的优化显得尤为关键。

（一）生物学测量优化

主要是对生物学测量设备的标准化操作流程进行优化并制度化，以 A 超和 IOLMaster 为例说明如下：

1. A 超操作流程

（1）A 超探头酒精棉球消毒。

（2）给病人滴表面麻醉剂，告知病人旨在降低敏感度，滴眼液会有一定刺激性。

（3）登记病人资料。

（4）检查 A 超探头有无酒精残留。若有，则用棉签将探头表面酒精擦拭干净。

（5）告知病人检查过程中探头会接触到其眼睛，尽量放松。

（6）进行 A 超检查。选择正确的晶状体和玻璃体模式，嘱咐病人盯住探头发出的红光或让病人将手指放于眼前盯住。轻轻将探头与角膜接触，切勿压迫角膜，得到 10 组数据。

（7）选择调整波形，确定最终数据并记录。若测量最大值与最小值相差超过 0.2mm，则重测数据；去除比平均值偏差超过 0.05mm 的数据，若剩余数据小于 5 组，则重测数据。

（8）若测量者测量结果无法满足上述标准，更换测量者重新测量。

（9）询问病人被检眼是否有不适，嘱勿揉眼，若有不适及时告知。

2. IOLMaster 测量流程

（1）输入病人姓名、生日。

（2）嘱病人下颌置于下颌托上，外眦对准两侧额托护栏上的红色圆环标记处。

（3）让病人保持注视机器中央的固视灯。若被测眼不能注视固视灯，可用笔灯引导病人对侧眼，使被测眼处于正确眼位。

（4）聚焦清晰后依次测量眼轴、角膜曲率、前房深度、角膜直径。每项测量内容切换至另一项时单击空格键可切换进入。

（5）眼轴测量次数大于 5 次，每个数据较平均值偏差不大于 0.02mm，删除不符合要求的数据。

（6）进入 IOL 屈光度数计算页面，按要求输出需要的人工晶状体屈光度数。

（二）术后屈光状态检查

术后屈光状态检查需要相对资深的视光师进行操作。若由低年资视光师进行检查时，需由经验丰富的上级医师进行复核。在小儿白内障的术后屈光状态检查时，准确的验光结果非常重要，是术后良好的视功能重建的前提。

在进行流程优化时，可以计算病人术后的屈光误差（实际与预期等效球镜度数的差值）和绝对屈光误差（屈光误差的绝对值）。收集手术医师一段时间内所有符合条件（详见第四章第二节）的病人的屈光误差和绝对屈光误差进行统计分析，可以获得该手术医师的术后屈光度数准确性和屈光偏移的结果，从而根据结果对个人参数进行调整。

（三）IOL 屈光度数计算及选择优化

主要通过对不同的 IOL 以及不同的 IOL 屈光度数计算公式进行优化。可以根据 ULIB 网站（http://ocusoft.de/ulib/）相关信息，依照使用的生物学测量设备对手术医师常用的人工晶状体和公式进行优化。一般可以参考亚洲人的研究结果对人工晶状体的 A 常数、不同公式的参数进行优化（详见第四章第二节）。还可以结合术者的实际情况进行二次调整。此外，对于长眼轴的病人，可以选用 Barrett 公式或者光路追迹软件如 PhacoOptics 等进行计算。

（四）SIA 的计算

主要方法包括矢量分析法、矩形坐标法和极值法等。矢量分析法可以综合反映术前、术后角膜散光和 SIA 三者之间的关系，涵盖了 SIA 的大小和方向，应用广泛，常用的网站是 www.doctoehill.com。通过网站计算器，在病人中心界面录入手术时间、年龄、眼位、切口、角膜 K 值等信息，根据眼别、不同切口等分类输出术者 SIA 值。为了 SIA 计算的准确性，一般要收集手术技术稳定时期 30 例以上的病人，角膜曲率结果要可靠，术后情况稳定。在病例选择时，应排除眼前节病变（例如角膜白斑、圆锥角膜等）、有内眼手术史和眼底病史者，以及合并全身疾病（如糖尿病）的病例。随着病例的积累，应进行阶段性的统计，动态更新自己的 SIA 值。

（五）手术方案规划及其精准执行

术后实际结果是检验手术方案规划是否精准，以及规划的方案是否被精准执行的客观依据。通过分析术后结果，可以提供重要的反馈信息，持续改进手术方案规划及其执行的精准性。

三、品管圈提升精准规划

品管圈（quality control circle，QCC）又称品质管理圈，是由具有相同、相近或互补性质的人员组成小组，通过一定的引导和训练，按照 PDCA 流程（plan，do，check，act）去发掘、分析和解决工作相关问题。最早由美国 Deming 教授在 1950 年提出，现已应用于医疗行业。

精准屈光性白内障手术的流程复杂，且涉及多个部门、多个人员，因此在出现术后某个重要问题，例如屈光度数预测不准确时，难以明确判断问题所在点。可以使用品管圈等质量提升方法对白内障术后屈光度数预测准确性进行改善。通过 QCC 对手术规划进行优化提升的思考方式如图 10-5-1 所示。

在不知道真正的问题有哪些的时候，可以使用鱼骨图对原因分析（图 10-5-2），罗列出所有可能问题的清单，进而对其中的问题进行分析和拟定对策。

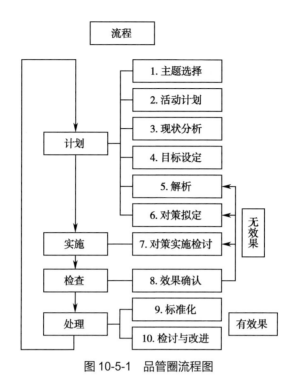

图 10-5-1 品管圈流程图

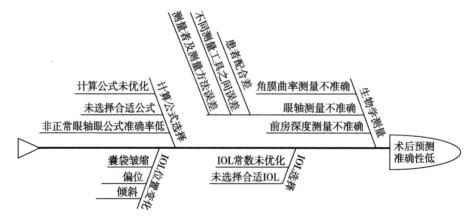

图 10-5-2 鱼骨图用于白内障术后屈光预测准确性低的原因分析

通过一段时间的对策实施后，进行效果确认，若无效果时，继续进行原因解析，分析其中存在的问题和制定新的对策，继续实施和评估，直至最终达到预期效果时，进行流程标准化（图 10-5-3）。通过 QCC 的持续不断地循环优化改进，精准屈光性白内障手术规划也可以得到长足的改善。

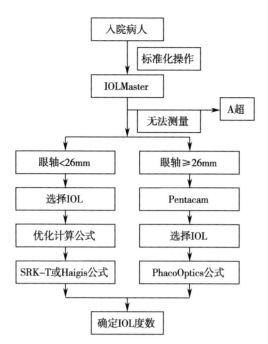

图 10-5-3　精准屈光性白内障手术流程标准化

（李　瑾）

第十一章

精准屈光性白内障手术
团队建设

精准屈光性白内障手术涉及测量、分析、计算、医患沟通、手术、随访、持续改进等环节，如果仅凭主刀医师一人之力难以实施，需要团队通力合作，才能保质保量地完成。要通过团队建设，让成员能够各司其职，分工合作，以确保高效优质地完成精准屈光性白内障手术，造福病人。要建设成功一个符合临床实践要求的精准屈光性白内障手术团队，主要需抓住硬件、理论、流程、分工四个方面。

第一节 硬 件

硬件是精准屈光性白内障手术团队建设的底线。俗话说"工欲善其事，必先利其器"，"没有金刚钻，不揽瓷器活"。要将术后效果从复明白内障手术提升为精准屈光性白内障手术，必定需要基本的硬件支撑。硬件方面的建设除了医疗空间之外，主要是设备。

精准屈光性白内障手术为了提升手术的安全性和精准性，需要一些基本设备来保障（表 11-1-1）。与复明手术或常规屈光性白内障手术的设备相比，精准屈光性白内障手术的这些设备有部分相同，有部分是在相同设备上的功能提升，而有部分则是基于新的理念和技术，填补以往的空白。

在精准屈光性白内障手术团队的硬件建设中，特别需要指出的是以下三方面的设备：

1. 眼底 OCT 现有很多 OCT 设备可以检查眼底。检查时注意既要观察黄斑，也要检查视盘。

（1）黄斑：有助于发现黄斑裂孔、视网膜前膜、年龄相关性黄斑变性、黄斑囊样水肿、中心性浆液性脉络膜视网膜病变、息肉状脉络膜血管病变、糖尿病视网膜病变、高度近视眼底病变等。

表 11-1-1　复明白内障手术、常规屈光性白内障手术、精准屈光性白内障
手术的部分设备比较

用途	复明白内障手术	常规屈光性白内障手术	精准屈光性白内障手术
眼生物参数	声学测量设备	光学测量设备	SS-OCT
眼底	检眼镜	OCT 检查黄斑	OCT 检查黄斑和视盘
视觉质量	视力表	波前像差仪	双通道客观视觉质量分析系统
角膜光学特性	角膜曲率计	角膜地形图仪	全角膜光学特性检查设备
白内障摘除手术	ECCE 相关器械	白内障超声乳化仪	飞秒激光白内障手术系统
术中定位	目测	手工定位相关器械	手术导航系统
人工晶状体	球面人工晶状体	功能性人工晶状体	功能性人工晶状体

（2）视盘：可以测量视盘周围视网膜神经纤维层厚度（retinal nerve fiber layer，RNFL）、视神经纤维层厚度、视杯等，发现常规眼底检查不能或者不易发现的病理改变。

根据黄斑和视盘的检查结果来初步判断手术的视觉预后，并做相应的手术规划。

2．双通道客观视觉质量分析系统　目前仅有 OQAS 应用于临床，是白内障病人像质客观评估的一个重要工具，也是目前能评估前散射对视网膜成像质量影响的唯一设备。测量指标客观、综合、准确、可靠，更接近病人的真实主观感受，同时填补了泪膜光学功能动态评估的空白。

OQAS 用于术前筛查，有利于适应证掌握、手术时机选择和视觉预测。用于术后复查，有利于治疗决策。从循证和量化的角度，比较不同治疗方式的疗效，有利于技术进步，有利于临床问题的新理解。

OQAS 一定程度上实现了医患沟通的可视化，一机多用实现多功能检查岛，有利于眼科临床流程改造，诊疗模式创新发展。

3．全角膜光学特性检查设备　虽然有很多设备可以检查角膜前表面，但是能够检查全角膜的设备并不多（例如 Pentacam、Sirius 等，详见第三章第二节"二、同时测量角膜前、后表面的仪器"），而全角膜光学特性检查设备对于精准屈光性白内障手术是必不可少的。

在手术摘除白内障后，IOL 和全角膜（而非只有角膜前表面）组成透镜组，共同影响视觉质量，即全角膜与 IOL 的光学性能匹配影响病人的术后视觉质量。因此，需要采用全角膜光学特性检查设备来精准检查全角膜的光学特性（而非只根据角膜前表面的有限信息来推测模拟全角膜），并据此优选

IOL 来对角膜进行个性化的光学改造,以避免、补偿或矫正角膜光学上的缺陷或不足,实现病人术后视觉质量的最优化。

需要指出的是,要实现精准屈光性白内障手术的精准特性,需要众多设备来做为基础保障,但是这同时会增加财力、人力、时间的投入,因此需要综合考虑,掌握平衡。同时,从防患于未然的角度看,要充分重视投入硬件开展术前检查、评估、医患沟通的重要性,尽量争取在术前就能辨识各种隐患,并采取措施消弭于无形之中,这比起在术后让隐患成为现实问题之后再去挽救(当然这也非常重要)要更有利于病人。这其实就是消防中防火重于灭火的道理。可结合自身实际将多种检查设备集中于一处空间形成多功能检查岛(例如临床检查中心)以方便病人检查,并固定操作人员以提高检查的准确性。

总之,对于精准屈光性白内障手术,没有投入,哪来产出?只要团队负责人能重视,有决心,硬件方面的建设与其他方面相比起来是最容易实现的。

第二节　理　　论

理论是精准屈光性白内障手术团队建设的灵魂。精准屈光性白内障手术涉及眼科、视光、物理、材料、计算机、数学、统计、管理的许多理论,而且这些理论也不是一成不变的,而是与时俱进,以持续提升手术的精准性。掌握了这些理论,在使用设备时就是被理论武装起来的人在使用设备,而不是被理论武装起来的设备在使用人;在遇到临床问题时我们才会成为解决问题的主人,而不是茫然无措,被问题牵着鼻子走。

除了掌握常规屈光性白内障手术的理论之外,从临床应用的角度来看,精准屈光性白内障手术还需要掌握的主要理论如下:

1. 怎么开展视功能评价　需要掌握视功能及其评估体系,包括主客观方法(详见第一章),根据实际情况合理选择使用,基于这些结果指导手术规划。

2. 怎么选择和应用眼生物测量和角膜光学特性测量设备　需要掌握眼生物测量和角膜光学特性主要参数、检查设备及其基本原理、各自的优缺点(详见第二、三章),选择真正符合精准屈光性白内障手术要求的设备,为手术规划提供可靠的测量依据。

3. 怎么选择合理的人工晶状体屈光度数计算方式　需要了解人工晶状体屈光度数计算方式的发展历史,掌握第三、四、五代人工晶状体屈光度数计算公式的特点及其关键参数(详见第四章),结合实际情况来选择使用,真正实现人工晶状体屈光度数的精准计算。

4.怎么优选 IOL　主要考虑眼部健康状况（详见第六章）、用眼需求（详见第七章）、经济条件，特别要重视全角膜光学特性（详见第五章），选择最适合病人实际情况的 IOL。

5.怎么设计白内障摘除手术技术方案　需要掌握常规白内障超声乳化手术、微切口白内障超声乳化手术、飞秒激光辅助白内障超声乳化手术、导航辅助手术的技术特点、适用条件以及各自优缺点，并结合选择的人工晶状体设计相应的植入技术方案（详见第八章）。

6.怎么精准执行手术方案　需要掌握白内障超声乳化手术、飞秒激光辅助白内障超声乳化手术、导航辅助手术的关键技术，并结合选择的人工晶状体的植入技术特点，精准执行手术方案（详见第九章）。

7.怎么开展飞秒激光辅助白内障超声乳化手术　需要了解现有飞秒激光系统的技术参数，掌握适应证和禁忌证、操作步骤以及各自优缺点，根据医疗单位自身情况和病人的实际需求来开展（详见第八、九章）。

8.怎么开展 toric IOL 手术　需要掌握散光的基础理论，基于全角膜屈光力分布情况，并分析环、区的散光情况，考虑散光随年龄的非线性变化规律，来确定散光矫正的基础数据，综合考虑手术技术特点，并精准执行散光手术规划。

9.怎么开展多焦点 IOL 手术　需要了解多焦点人工晶状体光学设计的基本原理，掌握不同多焦点人工晶状体的技术参数和各自优缺点，考虑眼部健康情况、全角膜光学特性、用眼需求、经济条件，选择最适合病人实际情况的 IOL。综合考虑手术技术特点，并精准执行多焦点人工晶状体手术规划。

10.怎么随访　需要结构和功能并重，综合主客观评估，设计主要的观察指标，并选择合适的设备和方法采集数据，分析数据，处理问题（详见第十章）。

11.怎么持续改进　需要收集有效数据，通过科学的统计分析，并采用一定的品质管理方法，优化参数和流程，最终通过 SOP 等方式固化在团队的临床实践中，持续不断地循环优化提升精准屈光性白内障手术。

可以看出，要让一个人在短期内掌握上述全部理论是不现实的，因此在团队内培训理论时要秉持两个理念：

1.有效培训　想通过填鸭式的培训把精准屈光性白内障手术的全部理论在短期内灌输给一个人，"一口气吃成个大胖子"，是事与愿违的徒劳之举。需要结合团队的实际情况，按照急用先学、学以致用的有效培训理念，分析并解构理论内容，每次短期培训只负责其中的一块理论内容，等真正掌握之后再根据有效培训的理念开展下一次的理论培训，通过多次的培训达成在整个团队层面上(而不是一个成员)的全部理论学习。

2. 因岗而训　想让团队中所有岗位的全部成员都无差别地掌握精准屈光性白内障手术的全部理论,让每个成员都变成"全能的超人",也是不可能完成的任务。各个成员在团队中的分工不同,实际需要用到的理论的范围和程度也不同。需要根据每个岗位的实际情况,分析并解构理论内容,确定每个岗位需要掌握什么理论,掌握到什么程度。需要掌握的理论范围和程度与岗位挂钩,对岗不对人。不同的岗位有不同的理论范围和程度要求,在这个岗位的人就要有与之匹配的理论内容。这样就形成了理论因岗而设,培训因岗而训。

必须要依靠科学系统的学习来提升精准屈光性白内障手术团队的理论水平。当一个精准屈光性白内障手术团队缺乏理论指导、培训、更新,长期以所谓的经验来指导工作时,就有可能陷入"经验主义"的怪圈,导致理论"僵化",失去长久发展的可能。只有秉持有效培训、因岗而训的理念,同时开放岗位上升渠道,团队中的每一个成员才会有学习理论的动力和渴望,真正让学习理论成为精准屈光性白内障手术团队的内在生命力和驱动力。

第三节　流　　程

流程是精准屈光性白内障手术团队建设的直通车。精准屈光性白内障手术是由一系列流程组成的。流程是精准屈光性白内障手术规划目标与实际临床活动的核心连接环节,是手术规划目标落地的载体。如果流程出现问题,团队的活动就不能达到精准屈光性白内障手术规划的目的,直通车变成了老牛车,效率低,问题多。因此,精准屈光性白内障手术团队需要通过流程建设来提升规范,提升效率,优化管理,传递高质量的手术规划,创造良好的病人就医体验。

精准屈光性白内障手术团队流程建设的目标是使流程透明化、优化、规范化、固化最佳实践,促进合作,提高效率,控制风险。接下来以白内障日间手术的流程为例来了解精准屈光性白内障手术团队的流程建设。白内障日间手术的总流程主要为确诊白内障、术前检查、预约手术、宣教谈话、手术治疗、术后复查。为了在白内障日间手术中贯彻精准屈光性白内障手术,可将其主要分为检查日流程和入院日流程(图 11-3-1)。

在检查日的流程中,确诊的白内障病人需要完成七个环节:

1. 白内障相关仪器等术前检查　眼压,IOLMaster,OCT(黄斑 + 视盘),Pentacam,OQAS,B 超,角膜内皮细胞检查,还包括血、尿常规化验,心电图等。

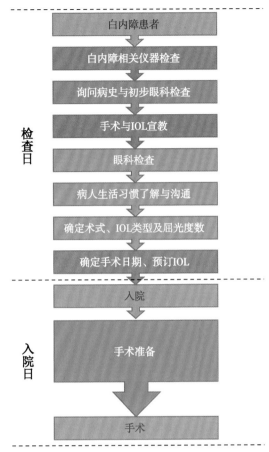

图 11-3-1　白内障日间手术中的精准屈光性白内障手术流程

2. 询问病史与初步眼科检查　主诉、既往史、全身疾病史、视力、眼前节裂隙灯检查(图 11-3-2)等。

3. 手术与 IOL 宣教　集中宣教手术目的,手术过程,术前、中、后注意事项,术后复查,常见并发症,可选择的手术方式(常规手术、飞秒激光、微切口等),可选择的 IOL(球面、toric、非球面、多焦点、toric 多焦点、拟调节等)。

4. 眼科检查　查看特检单,查看化验单、心电图,裂隙灯评估(复核),散瞳查眼底(有无裂孔等),评估视力预后。

5. 病人生活习惯了解与沟通　一对一地了解有无戴镜(远、近),生活、工作的视觉需求(全程视力需求),术后期望视觉生活方式(期望值),并告知术后可能视力、可供选择的 IOL、术后可能的生活方式、术后特别注意事项。

6. 确定手术方式、IOL 类型及屈光度数　医师根据以上结果决定手术方式(AK、微切口、飞秒激光等),IOL(类型与品牌、预留屈光度数)。

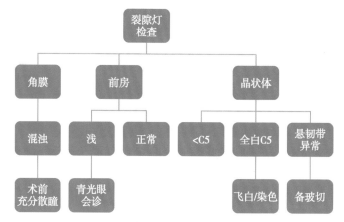

图 11-3-2　术前裂隙灯检查评估眼前节

完成了 1 和 2 的内容，基本可以评估手术效果（图 11-3-3）。

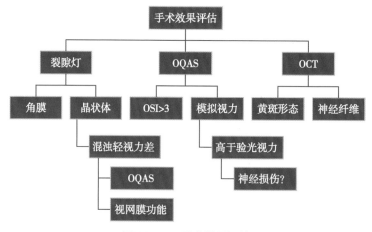

图 11-3-3　手术效果评估

7. 确定手术日期、预订 IOL。

在入院日流程中，医师在病人入院之后需要完成病史、医嘱、术前谈话签字等手术准备，进行手术。

手术后，完成预约让病人次日来院复查。

精准屈光性白内障手术团队的竞争优势源自流程的透明度，以及整个流程体系中的灵活性和效率能力。因此，精准屈光性白内障手术团队的流程需要通过再造、持续改进来达到模式创新，体现更好、更快、更省的最佳实践，例如在非教学医院或缺少低年资住院医师的单位，可以考虑把检查日流程中的环节 2 直接合并到 4，即全部眼科检查由主管医师负责一次性完成，整个流程就减少为 6 个环节，但是需要认识到这样的修改不利于团队的人才梯度培养。需要指出的是，在精准屈光性白内障手术团队的流程建设中要兼顾可靠性、精细度、透明度、成本效益、灵活性、人才梯度培养、速度和效率，创新和灵活性必须与可靠性和效率共存。

第四节　分　　工

分工是精准屈光性白内障手术团队建设的加速器。精准屈光性白内障手术涉及的医疗单位人员包括主刀医师、主管医师、低年资住院医师/医学生（如果是教学医院）、医师辅助人员（医辅）、护士、手术室人员、特殊检查和检验人员、咨询和沟通人员、后勤物资保障人员等。如果各自分工明确，每个环节的职责清晰，流程处理过程按既定的环节流转，团队成员各司其职、相互配合，则可以减少因为内部管理混乱带来的反复沟通、重复执行、决策失误、医疗风险等问题，从而提升精准屈光性白内障手术团队的效率。

接下来还是以白内障日间手术为例来了解精准屈光性白内障手术团队通过分工把不同知识、技能和经验的团队成员综合在一起，形成技能互补、角色互补，从而达到整个团队的有效组合。从医师团队来看，涉及主刀医师、主管医师、医辅、医学生（如果是教学医院），他们的分工见图11-4-1。

在检查日，医师团队的分工主要如下：

1. 医学生　只需要负责询问病史与初步眼科检查。这也是医学生成长必须经历的阶段。随着医学生能力的提升，可以学习更多相应的分工，但是切勿在他们的成长阶段安排超出他们能力范围的其他分工。

2. 医辅　负责 3 个环节，即白内障相关仪器等术前检查、手术方式与 IOL 的集中宣教、预订 IOL 并确定手术日期。

（1）术前检查：初步了解病人全身状况，发送 IOLMaster、OCT、B 超、角膜内皮、角膜形态、泪道冲洗等术前检查申请，并按照标准程序初步评估和处理，例如对于角膜内皮细胞密度低于规定数值（由团队根据实际情况制定）的病人，向医师汇报并准备相应的黏弹剂来保护；对于泪道冲洗有脓的病人，向医师汇报并准备先安排泪囊手术。切勿安排超出医辅能力范围的其他分工。

（2）手术与 IOL 宣教：通过集中宣教，让病人及其家属初步了解手术（例如手术方式，见图11-4-2）和 IOL 等精准屈光性白内障手术相关的常规知识。

（3）手术预约：根据医师确定的手术方案（手术方式、IOL 等）预约主刀医师的手术时间，同时预订无库存的 IOL。

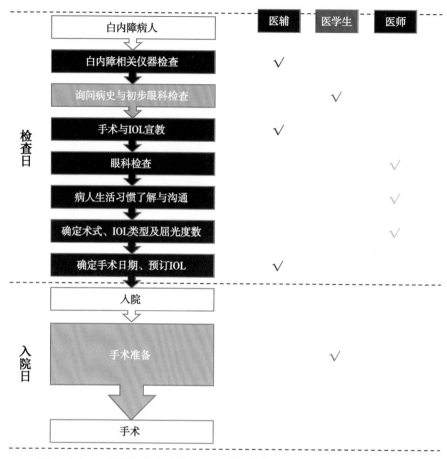

图 11-4-1 医师团队在白内障日间手术的精准屈光性白内障手术中的分工

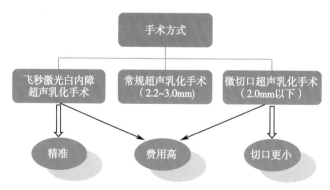

图 11-4-2 医辅集中宣教手术方式比较的示意图

3．主管医师　负责 3 个环节，即眼科检查，病人生活习惯了解与沟通，确定手术方案（手术方式、IOL 类型及屈光度数等），并将 3 个环节中产生的资料导入数据库后台，以备在入院日快速转化生成正式医疗文书。

4．主刀医师　仅负责最终的审核、指导和疑难个案的处理。

在入院日，主要涉及主刀医师和主管医师的分工：

1．主管医师　仅负责术前准备，包括（指导医学生）导入检查日的资料生成正式医疗文书，术前裂隙灯复查，术前病人心理沟通；如果选择了散光矫正手术，提前做好位置标记，采用导航的病人需要准备好导航数据；审核 IOL 准备情况。

2．主刀医师　仅负责最终的审核、指导和手术执行。

可以看出团队成员在整个流程中的分工明确，每个成员的能力和职责要求明晰，通过组合，技能和角色互补，在整个团队层面上高效实施精准屈光性白内障手术。

总而言之，精准屈光性白内障手术团队需要根据团队的实际情况，因地制宜，以清晰的团队目标为导向，投入基本的硬件支撑，秉持有效培训、因岗而训的理念掌握理论，按照分工，执行流程，并通过合理的激励考核机制，建设成高效、合作、成长的团队，慎于术前，精于术中，勤于术后，为病人提供优质的医疗。

（俞阿勇）

第十二章

病例分析练习

全书到这里，已经基本完成了对精准屈光性白内障手术的主体内容的介绍。接下来我们将通过 11 个临床病例来进一步加深对精准屈光性白内障手术的认识。

第一节　非球面人工晶状体手术

病人女性，78 岁。双眼视物模糊 5 年。

VAsc：OD 0.02，OS 0.1。

主觉验光：OD −9.00=0.16，OS −3.00=0.2

晶状体混浊右眼 C3N2P4，左眼 C1N2P3，眼部其他结构检查未见明显异常。

眼部 B 超：玻璃体混浊、后脱离。

OCT：右眼屈光介质混浊，黄斑区形态观察欠清。左眼黄斑区视网膜各层形态基本可。双眼 RNFL 厚度稍薄。

IOLMaster：OD 25.32mm，OS 24.05mm。

术前 Pentacam 检查见图 12-1-1 至图 12-1-4。

OQAS：晶状体透光性差，检查不通过。

经过医患沟通，病人理解了双眼白内障已经到了需要采取手术治疗的时候。OCT 发现双眼 RNFL 厚度稍薄，考虑为年龄相关退行性改变，术后视觉可能稍有影响。

病人希望夜间看电视不受影响，对于中近距离视觉无特殊要求，考虑选择单焦点人工晶状体。

双眼角膜散光均<1.5D，可选择角膜曲率陡峭方向切口的常规白内障超声乳化手术。

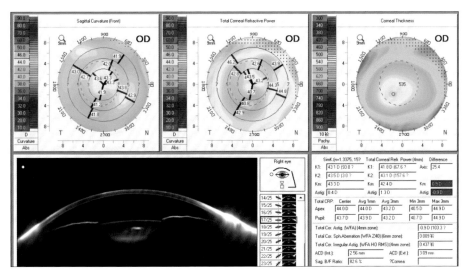

图 12-1-1　右眼 Pentacam 白内障术前信息图

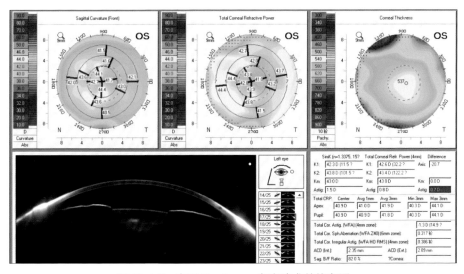

图 12-1-2　左眼 Pentacam 白内障术前信息图

考虑到双眼角膜球差有明显差异（右眼 0.009μm，左眼 0.317μm）及年龄情况，右眼选择零球差人工晶状体（ADAPT AO，+16.0D，预留 −0.39D），左眼选择中消球差非球面人工晶状体（A1-UV，+20.5D，预留 −0.40D）。

病人于表面麻醉下行右眼常规白内障超声乳化吸除联合人工晶状体植入术。陡峭方向透明角膜切口（2.8mm），撕囊直径约 5.5mm，符合 4C 要求。囊袋内超声乳化吸除白内障。囊袋内植入人工晶状体，彻底吸除黏弹剂。水

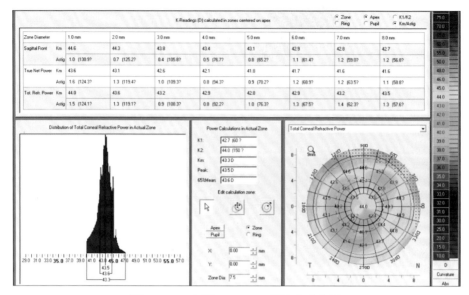

图 12-1-3　右眼 Pentacam 屈光力分布图

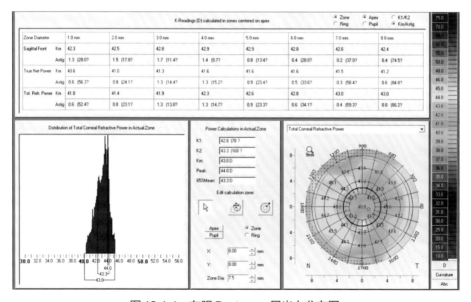

图 12-1-4　左眼 Pentacam 屈光力分布图

密后，轻压人工晶状体，解除与前囊口夹持，尽量使人工晶状体与后囊膜完全贴附。让病人注视显微镜的同轴灯，发现 Purkinje Ⅲ、Ⅳ 像基本落在人工晶状体的中心。去除开睑器后再次检查前房深度和人工晶状体位置。

右眼术后常规用药。术后 1 天 VAsc 0.8，主觉验光 −0.75×65=0.8。病人对手术效果满意。遂于次日行左眼常规白内障超声乳化吸除联合人工晶状体植入术，操作基本同前。左眼术后 1 天 VAsc 0.8，主觉验光 −0.25=0.8。之后随访双眼基本稳定。病人对手术效果满意。

第二节　AK 联合非球面人工晶状体手术

病人女性，64 岁。双眼视物模糊 3 年。

VAsc：OD 0.2，OS 0.25。

主觉验光：OD +0.75/−2.25×90=0.6，OS +1.25/−2.25×90=0.6。

双眼晶状体混浊 C3N2P2，眼部其他结构检查未见明显异常。

眼部 B 超：玻璃体轻度混浊、后脱离。

OCT：右眼黄斑区视网膜各层基本形态可。左眼黄斑区 RPE 层局部粗糙增厚。双眼 RNFL 厚度在正常范围。

IOLMaster：OD 22.35mm，OS 22.16mm。

术前 Pentacam 检查见图 12-2-1、图 12-2-2。

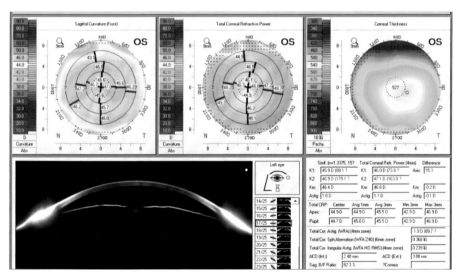

图 12-2-1　左眼 Pentacam 白内障术前信息图

经过医患沟通，病人理解了双眼白内障已经到了需要采取手术治疗的时候，左眼视觉质量损害更明显（OQAS 的 OSI=4.0>3.0，且其余指标均下降）。术后视觉质量提高的可能性大（左眼验光的最佳矫正视力 0.6>OQAS 的模拟对比度视力 0.4）。病人决定左眼先做白内障手术。

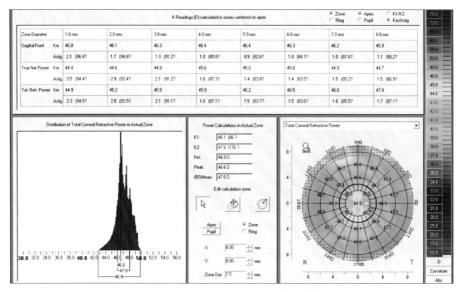

图 12-2-2　左眼 Pentacam 屈光力分布图

OQAS：左眼 OQAS 检查结果见图 12-2-3。

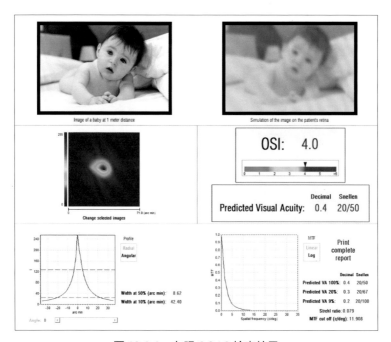

图 12-2-3　左眼 OQAS 检查结果

病人希望看远不戴眼镜，对于中近距离视觉无特殊要求，考虑选择单焦点人工晶状体。左眼角膜各区域散光均>1.5D，中央 3mm 区域散光比周边大。由于病人考虑到性价比以及对 toric 人工晶状体可能旋转的忧虑，选择了 AK 方式矫正散光，并决定预留约 0.50D 顺规散光。

为了达到精准的散光矫正效果，选择角膜曲率陡峭方向切口的常规白内障超声乳化手术。

考虑到左眼角膜球差有 0.368μm 及年龄情况，选择中（SN6CWS，+23.0D，预留 -0.46D）或高消球差非球面人工晶状体。

病人于表面麻醉下行左眼常规白内障超声乳化吸除联合人工晶状体植入术。颞侧 0°方向角膜缘切口（2.8mm），撕囊直径约 5.5mm，符合 4C 要求，囊袋内超声乳化吸除白内障。囊袋内植入人工晶状体。AK 的切口方向以 0°子午线为中心，距角膜中心 3.5mm 处，深度约 80% 角膜厚度，弧度根据手术医师优化结果设计。彻底吸除黏弹剂。水密后，轻压人工晶状体，解除与前囊口夹持，尽量使人工晶状体与后囊膜完全贴附。让病人注视显微镜的同轴灯，发现 PurkinjeⅢ、Ⅳ 像基本落在人工晶状体的中心。去除开睑器后再次检查前房深度和人工晶状体位置。

左眼术后常规用药。术后 1 天 VAsc 0.8，主觉验光 +0.25/-0.75×5=1.0。术后 3 个月 VAsc 0.8，主觉验光 -0.75×180=1.0。病人对手术效果满意。

第三节　Toric 人工晶状体手术

病人女性，29 岁。双眼视物模糊 10 年余。

VAsc：OD 0.1，OS 0.25。

主觉验光：OD -5.00/-1.00×5=0.7，OS -5.00/-1.00×9=1.0。

晶状体混浊右眼 C3N1P2，左眼 C1N0P1，豹纹状眼底，眼部其他结构检查未见明显异常。

眼部 B 超未见明显异常。

OCT：双眼黄斑区视网膜各层形态基本可。双眼 RNFL 厚度在正常范围。

IOLMaster：OD 24.89mm，OS 25.12mm。

术前 Pentacam 检查见图 12-3-1、图 12-3-2。

OQAS：右眼 OQAS 检查结果见图 12-3-3。

经过医患沟通，病人理解了右眼白内障已经到了需要采取手术治疗的时候，术后视觉质量提高的可能性大。

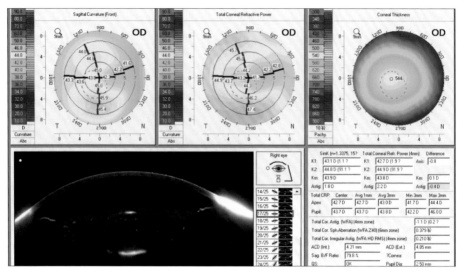

图 12-3-1 右眼 Pentacam 白内障术前信息图

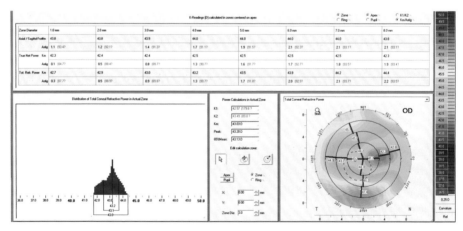

图 12-3-2 右眼 Pentacam 屈光力分布图

病人希望看近尽量不戴眼镜，对于远中距离视觉无特殊要求，考虑选择单焦点人工晶状体，预留度数约 −3.00D 以尽量匹配左眼的屈光状态。

右眼 4mm 区域的角膜散光均>2.0D，中央区域的散光<周边区域。考虑选择 toric 人工晶状体矫正散光，并决定预留约 0.50D 顺规散光（图 12-3-4）。

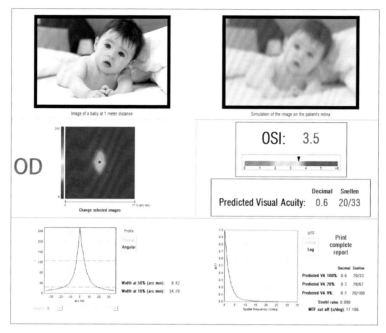

图 12-3-3 右眼 OQAS 检查结果

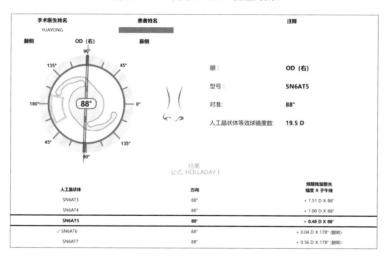

图 12-3-4 右眼 toric 人工晶状体在线计算器结果

为了尽量减少对角膜形态的影响，以及稳定 SIA，选择颞侧角膜缘微切口白内障超声乳化手术。

考虑到角膜球差及其年龄情况，选择中消球差非球面人工晶状体。

病人于表面麻醉下行右眼微切口白内障超声乳化吸除联合人工晶状体植入术。手工方法标记角膜方位。在颞侧 10° 方向制作角膜缘三平面主切口

（2.0mm）。撕囊符合 4C，直径约 5.5mm。囊袋内超声乳化吸除白内障。经主切口植入 +19.5D 的 SN6AT5 人工晶状体后让脚襻完全展开，顺时针旋转人工晶状体上的方向标记至距离角膜方向标记约 20° 的位置。彻底去除黏弹剂后再将人工晶状体上的方向标记旋转至角膜方向标记位置。水密后，轻压人工晶状体，解除与前囊口夹持，尽量使人工晶状体与后囊膜完全贴附，人工晶状体上的方向标记与角膜方向标记精确对齐。让病人注视显微镜的同轴灯，发现 PurkinjeⅢ、Ⅳ 像基本落在人工晶状体的中心。去除开睑器后再次检查前房深度和人工晶状体位置。

右眼术后常规用药。术后 1 天 VAsc 0.5，主觉验光 −2.75/−0.50×180=1.0。之后随访基本稳定，病人对手术效果满意。

第四节　明显角膜不规则散光的白内障手术

病人男性，69 岁。左眼视物模糊 30 年余。

左眼 VAsc 0.1。主觉验光 −18.00/−5.00×110=0.2。

左眼角膜上方见 3 处点状灰白色混浊，晶状体混浊 C2N2P1，豹纹状眼底，眼部其他结构检查未见明显异常。

眼部 B 超：玻璃体混浊，后脱离，后巩膜葡萄肿。

OCT：黄斑区视网膜各层形态尚可。RNFL 厚度稍薄。

IOLMaster：27.05mm。

术前 Pentacam 检查见图 12-4-1、图 12-4-2。

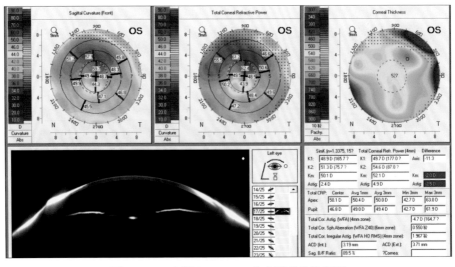

图 12-4-1　左眼 Pentacam 白内障术前信息图

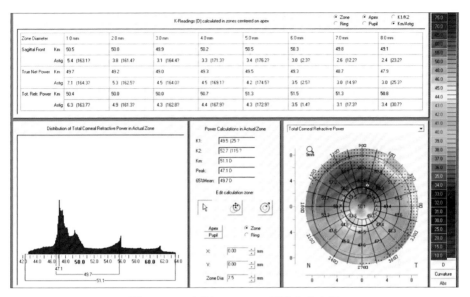

图 12-4-2　左眼 Pentacam 屈光力分布图

OQAS：左眼 OQAS 检查结果见图 12-4-3。

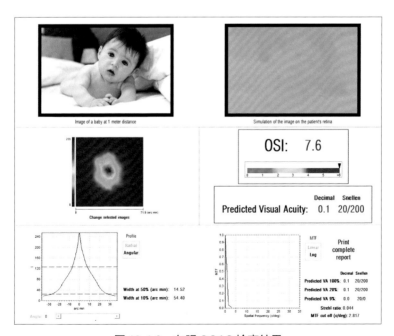

图 12-4-3　左眼 OQAS 检查结果

对于此病人的手术规划遇到的主要问题是角膜散光高（-4.7×165）。Pentacam 的角膜圆锥筛查程序排除了角膜圆锥。Pentacam 白内障术前信息图显示角膜不规则散光高达 1.967μm。Pentacam 屈光力分布图显示各区域屈光力分布明显不均。结合裂隙灯检查所见的角膜斑翳可以解释角膜的明显不规则性。因此不适合 AK、toric 人工晶状体等规则散光手术矫正方式。如果对此病人采用 toric 人工晶状体矫正，用目前市面上最高的柱镜度数尚不足以完全矫正（图 12-4-4），且预测性差，甚至有可能产生严重的屈光误差。

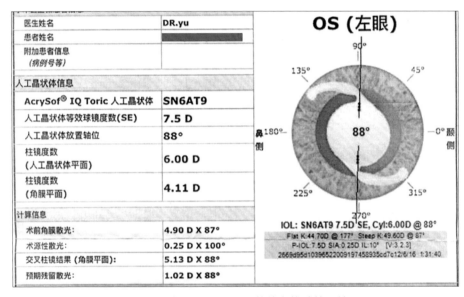

图 12-4-4　左眼 toric 人工晶状体在线计算器结果

经过医患沟通，病人理解了左眼白内障已经到了需要采取手术治疗的时候，但是术后视觉质量的改善程度也同时受角膜不规则散光的影响，术后可能需要通过配戴 RGP、准分子激光手术等方式来进一步提高视力。

病人希望看 50cm 处时尽量不戴眼镜，对于远距离视觉无特殊要求，考虑选择单焦点人工晶状体，结合右眼的近视情况决定左眼预留度数约 -2.00D。

考虑到角膜球差及其年龄情况，以及病人要求滤过高能蓝光以保护视网膜的要求，选择中消球差非球面人工晶状体（SN60WF，+8.0D）。

为了尽量减少对角膜形态的影响，采用颞侧角膜缘微切口白内障超声乳化手术。

病人于表面麻醉下行左眼微切口白内障超声乳化吸除联合人工晶状体植入术。颞侧角膜缘三平面切口（2.0mm），撕囊直径约 5.5mm，符合 4C 要求,囊袋内超声乳化吸除白内障。囊袋内植入人工晶状体,彻底吸除黏弹剂。水密后,轻压人工晶状体,解除与前囊口夹持,尽量使人工晶状体与后囊膜完全贴附。让病人注视显微镜的同轴灯,发现 Purkinje III、IV 像基本落在人工晶状体的中心。去除开睑器后再次检查前房深度和人工晶状体位置。

左眼术后常规用药。术后 1 天 VAsc 0.3,主觉验光 −1.50/−0.50×130=0.3。术后 1 个月 VAsc 0.5,主觉验光 −1.50/−0.50×120=0.50,予以验配 RGP,视力达到 0.8。病人对手术效果满意。

第五节 多焦点人工晶状体手术

病人女性,61 岁。双眼视物模糊 2 年。

VAsc:OD 0.25,OS 0.15。

主觉验光:OD −1.75/−1.00×115=0.5,OS −2.25/−0.25×87=0.2。

晶状体混浊右眼 C3N2P2,左眼 C4N2P4,眼部其他结构检查未见明显异常。

眼部 B 超:玻璃体轻度混浊,后脱离。

OCT:双眼黄斑区形态基本可。双眼 RNFL 厚度在正常范围内。

IOLMaster:OD 25.19mm,OS 24.80mm。

术前 Pentacam 检查见图 12-5-1、图 12-5-2。

OQAS:右眼 OQAS 检查结果如图 12-5-3 所示。左眼晶状体透光性差,检查不通过。

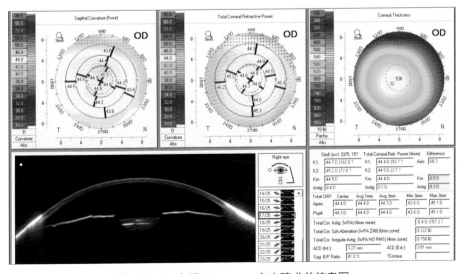

图 12-5-1 右眼 Pentacam 白内障术前信息图

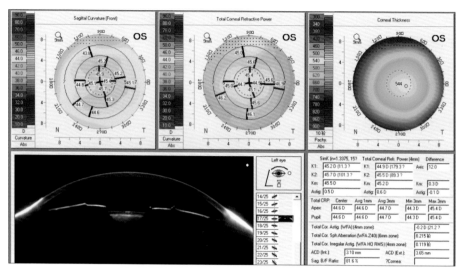

图 12-5-2 左眼 Pentacam 白内障术前信息图

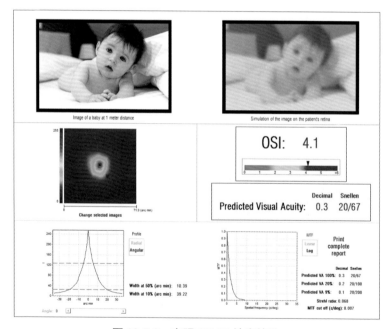

图 12-5-3 右眼 OQAS 检查结果

经过医患沟通,病人理解了双眼白内障已经到了需要采取手术治疗的时候,术后视觉质量提高的可能性大。

病人希望看远中近距离时尽量减少对框架眼镜的依赖,结合 Pentacam 的全角膜光学特性检查结果、瞳孔、优势眼等情况决定双眼选择 AT LISA tri839MP 人工晶状体。

为了进一步提高撕囊的精准性,病人选择飞秒激光白内障超声乳化手术,颞侧角膜缘微切口由于老年环原因采用手工制作。

病人于表面麻醉下行左眼飞秒激光白内障超声乳化吸除联合人工晶状体植入术,切囊直径设置 5.3mm,米字形预劈核。

颞侧角膜缘二平面主切口(1.8mm)。判断切除的前囊膜完全游离之后取囊。囊袋内超声乳化吸除白内障。经主切口植入 +15.0D 的人工晶状体(预留 -0.14D),彻底吸除黏弹剂。水密后,轻压人工晶状体,解除与前囊口夹持,尽量使人工晶状体与后囊膜完全贴附。让病人注视显微镜的同轴灯,发现 Purkinje Ⅲ、Ⅳ 像基本落在人工晶状体的中心。去除开睑器后再次检查前房深度和人工晶状体位置。

左眼术后常规用药。术后 1 天 VAsc 1.0,主觉验光 -0.25/-0.75×165=1.0。病人对手术效果满意。遂于次日行右眼飞秒激光白内障超声乳化吸除联合人工晶状体植入术,基本操作同前,囊袋内植入 +14.5D 的人工晶状体(预留 -0.29D)。右眼术后 1 天 VAsc 1.0,主觉验光 -0.50×65=1.0。

术后 1 周 VAsc OD 1.0, OS 1.0,主觉验光: OD -0.50×170=1.0, OS -0.50×60=1.0。离焦曲线如图 12-5-4 所示。之后随访双眼基本稳定。病人对手术效果满意。

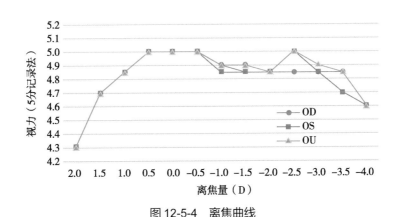

图 12-5-4　离焦曲线

第六节　AK 联合多焦点人工晶状体手术

病人男性,33 岁。双眼视物模糊 10 年,左眼加重 1 年。习惯戴软性角膜接触镜。

VAsc：OD 0.05，OS 0.04。

主觉验光：OD −4.25/−0.50×15=0.9，OS −4.50/−1.00×155=0.2。

晶状体混浊右眼 C1N0P1，左眼 C2N1P3，眼部其他结构检查未见明显异常。

眼部 B 超：玻璃体轻度混浊。

OCT：双眼黄斑区基本形态可。双眼 RNFL 值基本在正常范围内。

IOLMaster：OD 24.54mm，OS 24.36mm。

术前 Pentacam 检查见图 12-6-1、图 12-6-2。

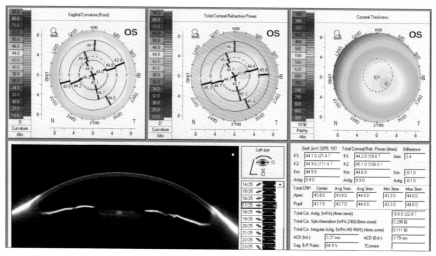

图 12-6-1　左眼 Pentacam 白内障术前信息图

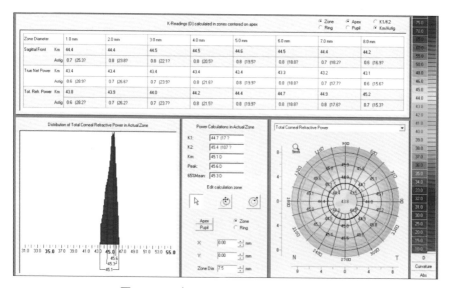

图 12-6-2　左眼 Pentacam 屈光力分布图

OQAS：左眼 OQAS 检查结果如图 12-6-3 所示。

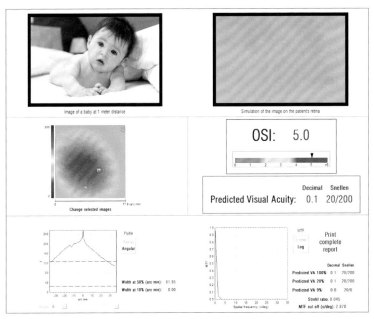

图 12-6-3 左眼 OQAS 检查结果

经过医患沟通，病人理解了左眼白内障已经到了需要采取手术治疗的时候，术后视觉质量提高的可能性大。

病人希望看远中距离时尽量减少对框架眼镜的依赖，结合 Pentacam 的全角膜光学特性检查结果、瞳孔、优势眼等情况决定左眼选择 Symfony ZXR00 多焦点人工晶状体。同时需要通过 AK 矫正散光以充分发挥多焦点人工晶状体的光学性能，并决定预留顺规散光约 0.50D。术后为了双眼平衡，建议右眼继续佩戴角膜接触镜。

为了进一步提高撕囊的精准性，病人选择飞秒激光白内障超声乳化手术，颞侧角膜缘微切口由于血管网遮挡采用手工制作。

病人于表面麻醉下行左眼飞秒激光白内障超声乳化吸除联合人工晶状体植入术，切囊直径设置 5.2mm，米字形预劈核，AK 角膜切口方向以 110° 子午线为中心，距角膜中心 4.5mm 处，深度约 80% 角膜厚度，弧度根据手术医师优化结果设计。

在颞侧 20° 方向角膜缘制作三平面主切口（2.0mm）。判断切除的前囊膜完全游离之后取囊。囊袋内超声乳化吸除白内障。经主切口植入 +17.5D 的人工晶状体（预留 -0.26D）。分离 AK 切口。彻底吸除黏弹剂。水密后，轻压人工晶状体,解除与前囊口夹持,尽量使人工晶状体与后囊膜完全贴附。让病人注视显微镜的同轴灯,发现 PurkinjeⅢ、Ⅳ像基本落在人工晶状体的中心。去除开睑器后再次检查前房深度和人工晶状体位置。

　　左眼术后常规用药。术后 1 天 VAsc 1.0,主觉验光 +0.25/−0.50×30=1.0。术后 1 周 VAsc 1.0,主觉验光 −0.50×20=1.0。离焦曲线如图 12-6-4 所示。之后随访基本稳定。病人对手术效果满意。

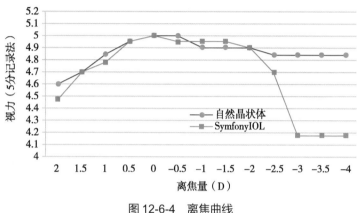

图 12-6-4　离焦曲线

第七节　Toric 多焦点人工晶状体手术

病人男性,29 岁,双眼视物模糊 7 年。

VAsc: OD 0.15, OS 0.4。

主觉验光: OD −4.50/−1.00×170=1.0, OS −3.00=0.6。

双眼晶状体混浊 C2N1P0(右眼如图 12-7-1 所示,左眼基本与右眼相似),眼部其他结构检查未见明显异常。

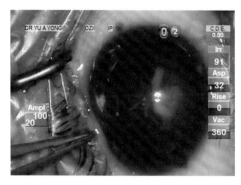

图 12-7-1　右眼混浊的晶状体(手术显微镜所见)

眼部 B 超：玻璃体轻度混浊。

OCT：双眼黄斑区形态基本可。双眼 RNFL 厚度在正常范围内。

IOLMaster：OD 25.59mm，OS 24.43mm。

病人曾于多家医院就医，诊疗意见汇总起来分为两方：

一方认为双眼均不做手术，继续观察，等视力进一步下降了再决定手术。理由是从裂隙灯检查来看，目前的晶状体混浊不严重。

另一方认为需要做白内障手术。理由是左眼的视力已经下降到 0.6。但是对于具体是只做左眼，还是双眼都做，争议很大，无法给出明确意见。如果只做左眼，是否需要考虑与右眼的近视状态平衡？如果做双眼，则面临右眼矫正视力还有 1.0，术后是否能进一步改善的问题。

由于做手术这一方的观点面临的挑战大，很多问题的解答也缺乏有力的客观证据，所以病人难以决定手术。最终还是没有手术，尽管主观感受视觉干扰严重。

来我院后 OQAS 检查发现 OSI OD 3.1，OS 3.9，双眼的 MTF、SR、模拟对比度视力均不同程度下降（右眼如图 12-7-2 所示，左眼下降更著）。

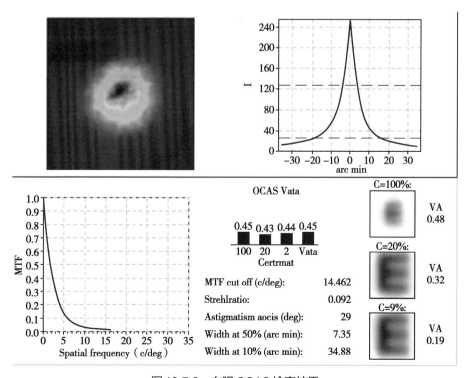

图 12-7-2　右眼 OQAS 检查结果

　　客观视觉质量数据表明病人双眼的晶状体混浊均已经严重干扰了视觉，符合病人的主观感受。OSI 主体指标和 MTF、对比度视力等伴随指标均提示双眼已经可以采取手术干预。而且主觉验光的最佳矫正视力优于 OQAS 的光学视力，提示双眼术后的视觉均有可能改善。

　　病人看过了 OQAS 展示的模拟图像之后，直观地理解了双眼白内障导致的视觉质量下降。经过全面的医患沟通后，决定双眼均采取手术治疗，而且要求散光目前就要完全矫正，并要求植入多焦点 IOL 以改善远近视觉，对于中距离视觉无特殊要求。

　　Pentacam 检查提示双眼的全角膜屈光力分布在环和区方面无明显变化，根据全角膜球差、不规则散光、前后曲率半径比值、kappa 角以及瞳孔大小结果（右眼如图 12-7-3、图 12-7-4 所示），决定植入 ART。

　　采用经手术医师优化的 SRK/T 公式计算 IOL 屈光度数：OD SND1T4，+15.5D，预留 −0.05D（图 12-7-5）；OS SND1T5，+19.0D，预留 −0.06D（图 12-7-6）。

　　病人于表面麻醉下行常规白内障超声乳化吸除联合人工晶状体植入术。手工方法标记角膜方位。颞侧角膜缘三平面主切口（2.8mm）。撕囊符合 4C，直径约 5.5mm。囊袋内超声乳化吸除白内障。经主切口植入 ART 后让脚襻完全展开，顺时针旋转 ART 上的方向标记至距离角膜方向标记约 20°的位置。彻底吸除黏弹剂后再将 ART 上的方向标记旋转至角膜方向标记位置。水密后，轻压 ART，解除与前囊口夹持，尽量使 ART 与后囊膜完全贴附，

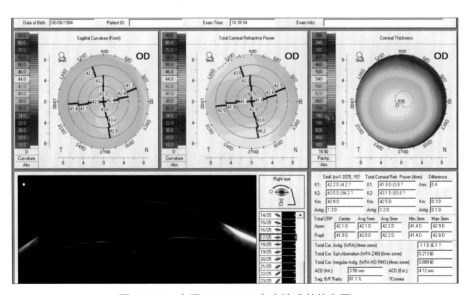

图 12-7-3　右眼 Pentacam 白内障术前信息图

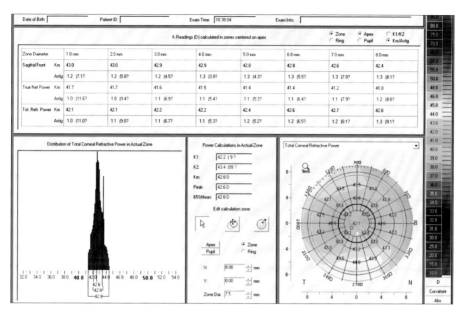

图 12-7-4　右眼 Pentacam 全角膜屈光力分布图

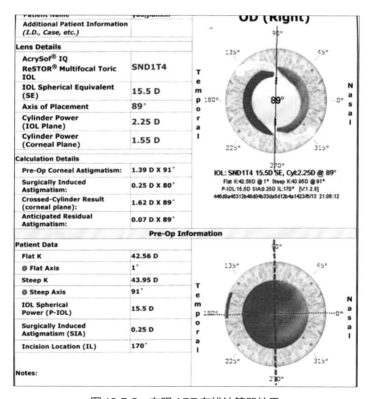

图 12-7-5　右眼 ART 在线计算器结果

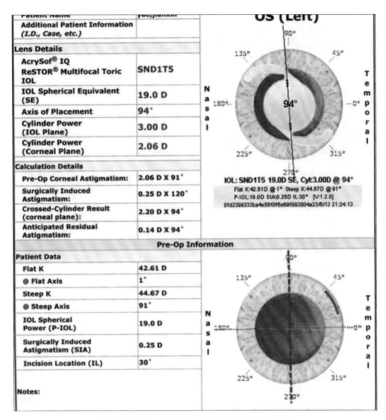

Patient Name	yao,jianxin
Additional Patient Information (I.D., Case, etc.)	
Lens Details	
AcrySof® IQ ReSTOR® Multifocal Toric IOL	SND1T5
IOL Spherical Equivalent (SE)	19.0 D
Axis of Placement	94°
Cylinder Power (IOL Plane)	3.00 D
Cylinder Power (Corneal Plane)	2.06 D
Calculation Details	
Pre-Op Corneal Astigmatism	2.06 D X 91°
Surgically Induced Astigmatism	0.25 D X 120°
Crossed-Cylinder Result (corneal plane):	2.20 D X 94°
Anticipated Residual Astigmatism:	0.14 D X 94°
Pre-Op Information	
Patient Data	
Flat K	42.61 D
@ Flat Axis	1°
Steep K	44.67 D
@ Steep Axis	91°
IOL Spherical Power (P-IOL)	19.0 D
Surgically Induced Astigmatism (SIA)	0.25 D
Incision Location (IL)	30°
Notes:	

OS (Left)

IOL: SND1T5 19.0D SE, Cyt:3.00D @ 94°
Flat K:42.61D @ 1° Steep K:44.67D @91°
P-IOL:19.0D SIA:0.25D IL:30° [V1.2.8]
01d2399333ba4c581f0f6e09f993804a23/6/13 21:24:13

图 12-7-6　左眼 ART 在线计算器结果

ART 上的方向标记与角膜方向标记精确对齐。让病人注视显微镜的同轴灯，发现 Purkinje Ⅲ、Ⅳ 像基本落在 ART 的中心（图 12-7-7），说明 ART 的中心基本位于视轴。去除开睑器后再次检查前房深度和人工晶状体位置。

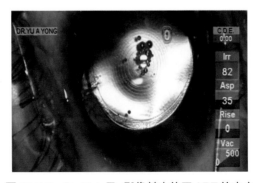

图 12-7-7　Purkinje Ⅲ、Ⅳ 像基本位于 ART 的中心

术后常规用药。

术后 1 天：OD 1.5@D，0.3@25cm，+0.50/-0.50×115=1.2；OS 1.0@D，0.3@25cm，+0.75/-0.50×30=1.0。

术后 1 周：OD 1.5@D，0.6@25cm，-0.25×90=1.5；OS 1.5@D，0.6@25cm，-0.50×5=1.5。离焦曲线如图 12-7-8 所示。

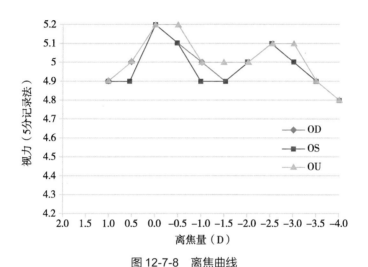

图 12-7-8　离焦曲线

之后的随访双眼基本稳定。病人对手术效果满意。

第八节　高度近视合并白内障手术

病人女性，60 岁，双眼视物模糊 40 年余。后巩膜加固术后 2 年，双眼视物模糊仍渐加重。

VAsc OD 0.06，OS 0.02。

主觉验光：OD -12.50/-2.00×40=0.50，OS -16.00/-1.00×155=0.50。

双眼晶状体 C2N3P1，眼底豹纹状，眼部其他结构检查未见明显异常。

双眼角膜内皮细胞检查（图 12-8-1）发现内皮细胞密度 OD 782.4 个 /mm^2，OS 617.8 个 /mm^2。

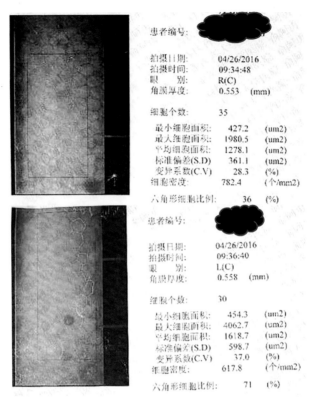

患者编号：

拍摄日期：　04/26/2016
拍摄时间：　09:34:48
眼　　别：　R(C)
角膜厚度：　0.553　(mm)

细胞个数：　35

最小细胞面积：　427.2　(um2)
最大细胞面积：　1980.5　(um2)
平均细胞面积：　1278.1　(um2)
标准偏差(S.D)：　361.1　(um2)
变异系数(C.V)：　28.3　(%)
细胞密度：　782.4　(个/mm2)

六角形细胞比例：　36　(%)

患者编号：

拍摄日期：　04/26/2016
拍摄时间：　09:36:40
眼　　别：　L(C)
角膜厚度：　0.558　(mm)

细胞个数：　30

最小细胞面积：　454.3　(um2)
最大细胞面积：　4062.7　(um2)
平均细胞面积：　1618.7　(um2)
标准偏差(S.D)：　598.7　(um2)
变异系数(C.V)：　37.0　(%)
细胞密度：　617.8　(个/mm2)

六角形细胞比例：　71　(%)

图 12-8-1　双眼角膜内皮细胞检查结果

双眼 B 超（图 12-8-2）和眼底 OCT（图 12-8-3、图 12-8-4）可见病理性近视眼及后巩膜加固术后改变。

右眼　　　　　　　　　　左眼

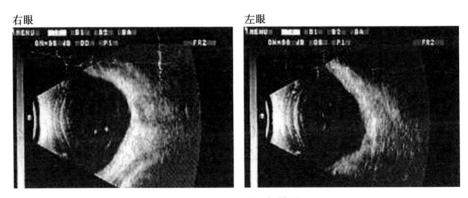

图 12-8-2　双眼 B 超结果

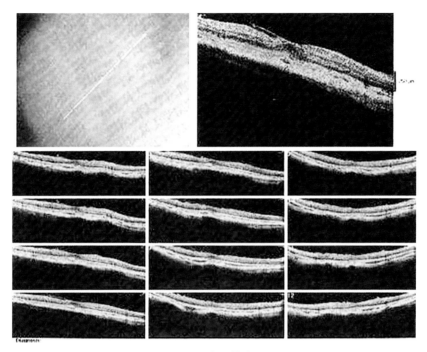

图 12-8-3 右眼黄斑 OCT

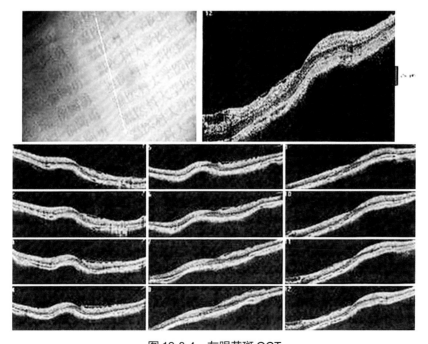

图 12-8-4 左眼黄斑 OCT

双眼 IOLMaster 结果如图 12-8-5 所示。

OD right

AL: 28.23 mm (SNR = 34.2)
K1: 41.01 D / 8.23 mm @ 40°
K2: 42.51 D / 7.94 mm @ 130°
R / SE: 8.09 mm (SD = 41.76 mm)
Cyl.: -1.50 D @ 40°
opt. ACD: 3.32 mm

Eye Status: phakic

118.0		118.4	
A Const:	118	A Const:	118.4
IOL (D)	REF (D)	IOL (D)	REF (D)
13.5	-3.22	13.5	-3.02
13.0	-2.84	13.0	-2.65
12.5	-2.46	12.5	-2.28
12.0	-2.10	12.0	-1.92
11.5	-1.73	11.5	-1.57
11.0	-1.37	11.0	-1.21
10.5	-1.01	10.5	-0.87
Emme. IOL:	9.04	Emme. IOL:	9.23

118.7		118.9 10	-0.43
		9.5	-0.09
A Const:	118.7	A Const:	118.9
IOL (D)	REF (D)	IOL (D)	REF (D)
14.0	-3.24	14.0	-3.13
13.5	-2.87	13.5	-2.77
13.0	-2.51	13.0	-2.41
12.5	-2.15	12.5	-2.06
12.0	-1.79	12.0	-1.71
11.5	-1.44	11.5	-1.36
11.0	-1.10	11.0	-1.02
Emme. IOL:	9.37	Emme. IOL:	9.47

OS left

AL: 29.34 mm (SNR = 191.2)
K1: 41.31 D / 8.17 mm @ 143°
K2: 42.35 D / 7.97 mm @ 53°
R / SE: 8.07 mm (SD = 41.83 mm)
Cyl.: -1.04 D @ 143°
opt. ACD: 3.14 mm

Eye Status: phakic

118.0		118.4	
A Const:	118	A Const:	118.4
IOL (D)	REF (D)	IOL (D)	REF (D)
10.5	-2.93	11.0	-3.14
10.0	-2.56	10.5	-2.70
9.5	-2.20	10.0	-2.42
9.0	-1.84	9.5	-2.06
8.5	-1.48	9.0	-1.71
8.0	-1.13	8.5	-1.36
7.5	-0.78	8.0	-1.02
Emme. IOL:	6.35	Emme. IOL:	6.48

118.7		118.9 7.5	-0.68
		7.	-0.34
A Const:	118.7	A Const:	118.9
IOL (D)	REF (D)	IOL (D)	REF (D)
11.0	-3.03	11.0	-2.95
10.5	-2.67	10.5	-2.60
10.0	-2.32	10.0	-2.24
9.5	-1.96	9.5	-1.90
9.0	-1.62	9.0	-1.56
8.5	-1.28	8.5	-1.22
8.0	-0.94	8.0	-0.88
Emme. IOL:	6.58	Emme. IOL:	6.65

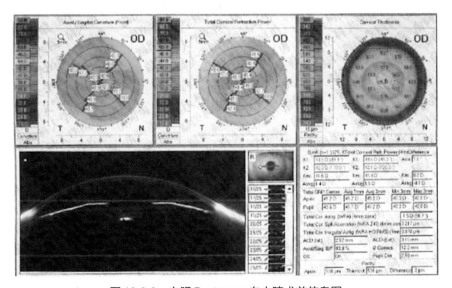

图 12-8-5　双眼 IOLMaster 结果

Pentacam 检查提示双眼的斜轴散光均超过 0.75D（图 12-8-6、图 12-8-7）。

图 12-8-6　右眼 Pentacam 白内障术前信息图

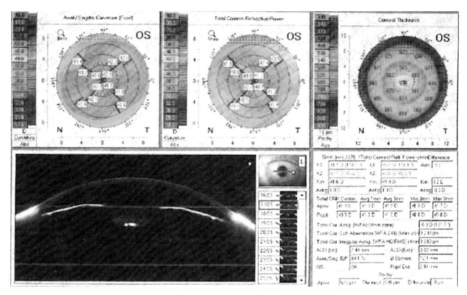

图 12-8-7 左眼 Pentacam 白内障术前信息图

可明确主要诊断为双眼病理性近视眼、并发性白内障、散光。

OQAS 检查结果提示双眼白内障的手术干预时机已到，而且主觉验光的最佳矫正视力优于 OQAS 的光学视力，提示双眼术后的视觉均有可能改善。

经过医患沟通后，病人决定双眼均采取手术治疗，而且要求散光目前就要完全矫正，并要求植入多焦点 IOL 以改善远近距离视觉，对于中距离视觉无特殊要求。

由于双眼的角膜内皮细胞密度均已明显下降，在规划白内障摘除手术技术方案时，必须要考虑保护角膜内皮细胞，减少手术对角膜内皮细胞的损伤。如果病人没有屈光性白内障手术的需求，可以选择 ECCE。但是病人有远近距离视觉的需求，希望植入多焦点 IOL，这就对白内障摘除手术技术方案提出了严苛的要求：既要安全有效摘除白内障，又要保护角膜内皮细胞，同时要精准控制角膜切口、散光、高阶像差，为多焦点 IOL 的植入创造前提条件。经充分的医患沟通之后，决定选择飞秒激光辅助白内障超声乳化手术。考虑到病人的角膜内皮层形态已经发生改变，如果采用接触式的飞秒激光系统可能增加激光散射误伤眼内组织的风险，决定选择 LensAR 非接触式飞秒激光系统。散光通过 AK 来矫正。为了进一步提高飞秒激光操作的精准性，采用 Cassinni 角膜地形图联机引导飞秒激光手术。由于角膜血管网遮挡，角膜缘切口采用手工制作。

Pentacam 检查提示全角膜屈光力分布在环和区方面无明显变化,根据全角膜球差、不规则散光、前后曲率半径比值、kappa 角以及瞳孔大小结果,同时考虑到高度近视囊袋大和眼底观察需要,决定双眼均选择零球差闭合襻的区域折射型多焦点 IOL(MF30)。

采用经手术医师优化的 SRK/T 公式计算 IOL 屈光度数: OD +9.50D(预留 −0.05D), OS +7.00D(预留 −0.31D)。

病人于表面麻醉下行飞秒激光白内障超声乳化吸除联合人工晶状体植入术。手工方法标记角膜方位。Cassinni 角膜地形图联机引导 LensAR 非接触式飞秒激光系统切囊,直径设置 5.4mm,视轴为中心。格栅状预劈核。AK 切口距离角膜中心 4.5mm,深度约 80% 角膜厚度,弧度根据手术医师优化结果设计。

采用颞侧角膜缘三平面主切口(2.0mm)。判断切囊口全周游离之后取囊。水分离、水分层。囊袋内超声乳化吸除白内障(未用超声能量)。植入 MF30 后将近附加部分调至下方位置。分离 AK 切口。彻底去除黏弹剂。水密后,轻压 MF30,解除与前囊口夹持,尽量使 MF30 与后囊膜完全贴附。让病人注视显微镜的同轴灯,发现 PurkinjeⅢ、Ⅳ像基本落在 MF30 的中心,说明 MF30 的中心基本位于视轴。去除开睑器后再次检查前房深度和人工晶状体位置。

术后常规用药。双眼术后 1 天主觉验光: OD plano=0.9, OS −0.25× 15=0.7。远视力 OD 0.9, OS 0.7;中视力 OD 0.6, OS 0.5;近视力 OD 0.5, OS 0.4。眼前节如图 12-8-8 所示。角膜内皮细胞密度无明显损伤(图 12-8-9)。病人对手术效果满意。

术后 4 个月,屈光状态稳定,远视力 OD 0.9, OS 0.8;中视力 OD 0.6, OS 0.6;近视力 OD 0.6, OS 0.5。角膜内皮细胞检查结果如图 12-8-10 所示。

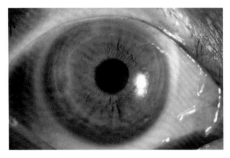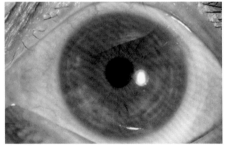

图 12-8-8　术后 1 天眼前节情况。左图为右眼,右图为左眼

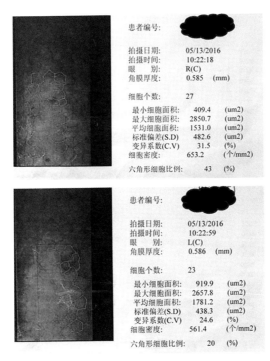

图 12-8-9　术后 1 天角膜内皮细胞检查结果

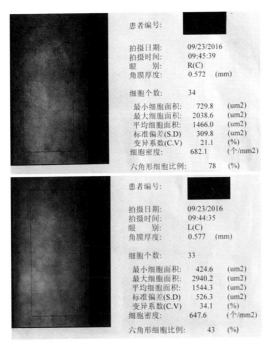

图 12-8-10　术后 4 个月角膜内皮细胞检查结果

术后 8 个月，屈光状态和视力稳定。眼前节如图 12-8-11 所示。角膜内皮细胞检查结果如图 12-8-12 所示。

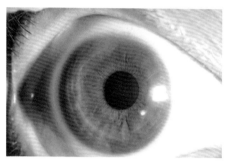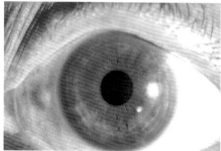

图 12-8-11 术后 8 个月眼前节情况。左图为右眼，右图为左眼

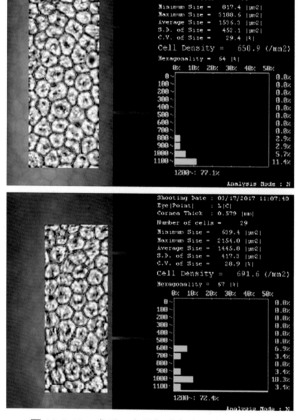

图 12-8-12 术后 8 个月角膜内皮细胞检查结果

第九节　LASIK 术后白内障手术

病人男性，34 岁。双眼 LASIK 术后 10 年。右眼视物模糊 3 年。

VAsc：OD 0.3，OS 1.0。

主觉验光：OD +1.50/−2.25×145=0.3，OS −0.50×125=1.0。

右眼角膜瓣愈合，晶状体混浊 C3N0P3，眼部其他结构检查未见明显异常。

眼部 B 超：玻璃体轻度混浊，后脱离。

OCT：右眼屈光介质混浊，隐见黄斑区各层形态基本可。RNFL 厚度在正常范围内。

IOLMaster：OD 25.78mm，OS 26.05mm。

术前 Pentacam 检查见图 12-9-1、图 12-9-2。

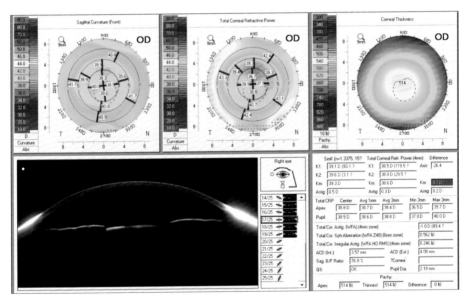

图 12-9-1　右眼 Pentacam 白内障术前信息图

OQAS：右眼晶状体透光性差，检查不通过。

经过医患沟通，病人理解了右眼白内障已经到了需要采取手术治疗的时候，术后视觉质量提高的可能性大。

病人理解由于 LASIK 术后角膜的前后表面曲率半径比值低常（76.8%）导致人工晶状体屈光度数计算准确性降低，同时左眼的情况尚可，因此决定右眼植入单焦点人工晶状体以匹配双眼的视觉质量，术后验配框架眼镜矫正可能的屈光误差和改善全程视力。

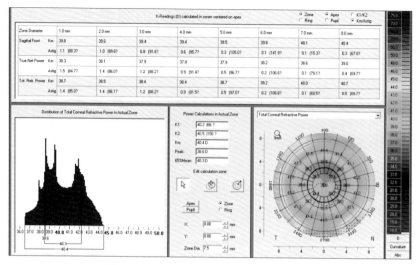

图 12-9-2　右眼 Pentacam 屈光力分布图

结合 Pentacam 的全角膜光学特性检查结果、瞳孔、优势眼等情况决定右眼选择高消球差非球面人工晶状体。选择 Haigis-L 公式计算人工晶状体屈光度数(图 12-9-3)。

Formula: Haigis-L (　　Target Ref.: -1 D　　Eye Surgeon: yay　　n: 1.3375

OD right

AL: 25.78 mm (SNR = 455.7)
K1: 38.84 D / 8.69 mm @ 87°
K2: 39.94 D / 8.45 mm @ 177°
R / SE: 8.57 mm (SD = 39.39 mm)
Cyl.: -1.10 D @ 87°
opt. ACD: 3.93 mm

Eye Status: phakic

118.3		118.5	
A0 Const:	1.463	A0 Const:	1.593
A1 Const:	0.4	A1 Const:	0.4
A2 Const:	0.1	A2 Const:	0.1
IOL (D)	REF (D)	IOL (D)	REF (D)
24.5	-2.21	24.5	-2.01
24.0	-1.83	24.0	-1.64
23.5	-1.45	23.5	-1.27
23.0	**-1.08**	**23.0**	**-0.90**
22.5	-0.72	22.5	-0.54
22.0	-0.36	22.0	-0.19
21.5	-0.00	21.5	0.16

118.7		119.1	
A0 Const:	1.713	A0 Const:	1.963
A1 Const:	0.4	A1 Const:	0.4
A2 Const:	0.1	A2 Const:	0.1
IOL (D)	REF (D)	IOL (D)	REF (D)
25.0	-2.20	25.5	-2.19
24.5	-1.83	25.0	-1.82
24.0	-1.46	24.5	-1.46
23.5	**-1.10**	**24.0**	**-1.10**
23.0	-0.74	23.5	-0.75
22.5	-0.38	23.0	-0.40
22.0	-0.03	22.5	-0.05

OS left

AL: 26.05 mm (SNR = 688.0)
K1: 37.21 D / 9.07 mm @ 94°
K2: 38.79 D / 8.70 mm @ 4°
R / SE: 8.88 mm (SD = 38.00 mm)
Cyl.: -1.58 D @ 94°
opt. ACD: 3.74 mm

Eye Status: phakic

118.3		118.5	
A0 Const:	1.463	A0 Const:	1.593
A1 Const:	0.4	A1 Const:	0.4
A2 Const:	0.1	A2 Const:	0.1
IOL (D)	REF (D)	IOL (D)	REF (D)
25.5	-2.01	26.0	-2.19
25.0	-1.63	25.5	-1.81
24.5	-1.25	25.0	-1.43
24.0	**-0.87**	**24.5**	**-1.06**
23.5	-0.50	24.0	-0.69
23.0	-0.14	23.5	-0.32
22.5	0.22	23.0	0.04

118.7		119.1	
A0 Const:	1.713	A0 Const:	1.963
A1 Const:	0.4	A1 Const:	0.4
A2 Const:	0.1	A2 Const:	0.1
IOL (D)	REF (D)	IOL (D)	REF (D)
26.0	-2.00	26.5	-1.99
25.5	-1.63	26.0	-1.61
25.0	-1.25	25.5	-1.25
24.5	**-0.88**	**25.0**	**-0.88**
24.0	-0.52	24.5	-0.53
23.5	-0.16	24.0	-0.17
23.0	0.19	23.5	0.18

(* = Changed manually, ! = Borderline Value)

ZCB00　119.3　+23.0D　预留-0.23D

图 12-9-3　Haigis-L 公式计算结果

为了进一步提高撕囊的精准性，病人选择飞秒激光白内障超声乳化手术。出于保护角膜瓣的需要，选择颞侧角膜缘微切口，由于血管网遮挡采用手工制作。

病人于表面麻醉下行右眼飞秒激光白内障超声乳化吸除联合人工晶状体植入术，切囊直径设置 5.2mm，米字形预劈核。

颞侧角膜缘三平面主切口（2.0mm）。判断切除的前囊膜完全游离之后取囊。囊袋内超声乳化吸除白内障。经主切口植入 +23.0D 的 ZCB00 人工晶状体（预留度数：-0.23D）。彻底吸除黏弹剂。水密后，轻压人工晶状体，解除与前囊口夹持，尽量使人工晶状体与后囊膜完全贴附。让病人注视显微镜的同轴灯，发现 Purkinje Ⅲ、Ⅳ 像基本落在人工晶状体的中心。去除开睑器后再次检查前房深度和人工晶状体位置。

右眼术后常规用药。术后当天 VAsc 0.9，术后 1 周主觉验光 -0.25/-0.50×90=1.0。术后 1 月 VAsc 0.9，主觉验光 -0.50/-0.50×90=1.0。之后随访基本稳定。病人对手术效果满意。

第十节　放射状角膜切开术后白内障手术

病人男性，41 岁。双眼 RK 术后 23 年，视物模糊渐加重 8 年。

VAsc：OD 0.05，OS 0.05。

主觉验光：OD -14.00=0.20，OS -10.50=0.30。

双眼角膜 RK 切口愈合，晶状体混浊 C2N2P1，豹纹状眼底，眼部其他结构检查未见明显异常。

眼部 B 超：双眼玻璃体混浊，后脱离，后巩膜葡萄肿。

OCT：双眼黄斑区视网膜各层形态基本可。双眼 RNFL 厚度偏薄。

IOLMaster：OD 28.78mm，OS 28.00mm。

术前 Pentacam 检查见图 12-10-1、图 12-10-2。

OQAS：右眼 OQAS 检查结果见图 12-10-3。

经过医患沟通，病人理解了双眼白内障已经到了需要采取手术治疗的时候，术后视觉质量提高的可能性大。

病人理解由于 RK 术后角膜的前后表面曲率半径比值高常导致人工晶状体屈光度数计算准确性降低，因此决定右眼先手术，植入单焦点人工晶状体，预留约 -2.50D 以看中近距离，术后验配框架眼镜矫正可能的屈光误差和改善全程视力。

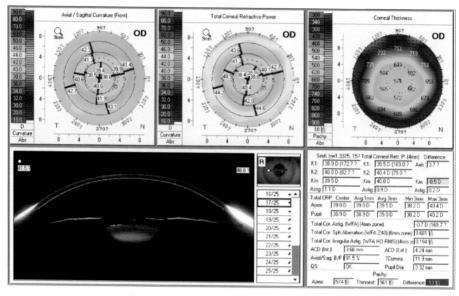

图 12-10-1 右眼 Pentacam 白内障术前信息图

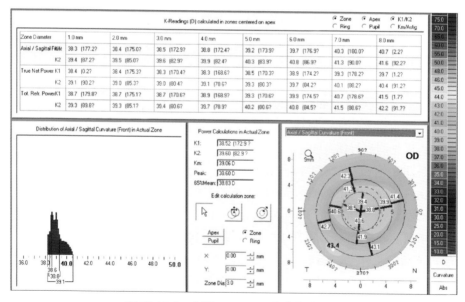

图 12-10-2 右眼 Pentacam 屈光力分布图

结合 Pentacam 的全角膜光学特性检查结果、瞳孔、优势眼等情况决定右眼选择高消球差非球面人工晶状体。选择经手术医师优化的 SRK/T 公式计算人工晶状体屈光度数（图 12-10-4），并综合考虑光路追迹分析结果（图 12-10-5）。

178

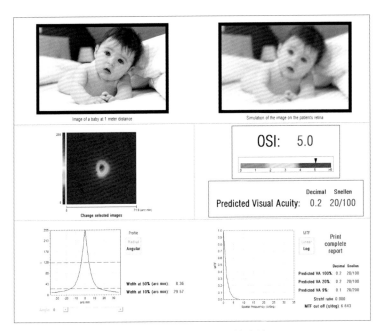

图 12-10-3　右眼 OQAS 检查结果

Formula: SRK®/T		Target Ref.: -2 D		Eye Surgeon: **yay**		n: 1.3375	
OD right	AL: 28.78 mm (SNR = 144.7) K1: 38.27 D / 8.82 mm @ 153° K2: 38.84 D / 8.69 mm @ 63° R / SE: 8.75 mm (SD = 38.56 mm) Cyl.: -0.57 D @ 153° opt. ACD: 4.34 mm			AL: 28.00 mm (SNR = 84.4) K1: 37.84 D / 8.92 mm @ 28° K2: 38.88 D / 8.68 mm @ 118° R / SE: 8.80 mm (SD = 38.36 mm) Cyl.: -1.04 D @ 28° opt. ACD: 4.29 mm			**OS** left
Eye Status: phakic				Eye Status: phakic			

118.3		**118.5**		**118.3**		**118.5**	
A Const: 118.3		A Const: 118.5		A Const: 118.3		A Const: 118.5	
IOL (D)	REF (D)	IOL (D)	REF (D)	IOL (D)	REF (D)	IOL (D)	REF (D)
16.0	-3.23	16.0	-3.12	18.0	-3.28	18.0	-3.14
15.5	-2.83	15.5	-2.72	17.5	-2.87	17.5	-2.74
15.0	-2.44	15.0	-2.33	17.0	-2.47	17.0	-2.35
14.5	**-2.04**	**14.5**	**-1.94**	**16.5**	**-2.07**	**16.5**	**-1.95**
14.0	-1.66	14.0	-1.56	16.0	-1.68	16.0	-1.57
13.5	-1.28	13.5	-1.18	15.5	-1.30	15.5	-1.18
13.0	-0.90	13.0	-0.81	15.0	-0.91	15.0	-0.81

118.7		**119.1**		**118.7**		**119.1**	
A Const: 118.7		A Const: 119.1		A Const: 118.7		A Const: 119.1	
IOL (D)	REF (D)	IOL (D)	REF (D)	IOL (D)	REF (D)	IOL (D)	REF (D)
16.0	-3.00	16.5	-3.16	18.0	-3.01	18.5	-3.14
15.5	-2.61	16.0	-2.77	17.5	-2.61	18.0	-2.75
15.0	-2.22	15.5	-2.39	17.0	-2.22	17.5	-2.36
14.5	**-1.84**	**15.0**	**-2.01**	**16.5**	**-1.83**	**17.0**	**-1.98**
14.0	-1.46	14.5	-1.63	16.0	-1.45	16.5	-1.60
13.5	-1.09	14.0	-1.26	15.5	-1.07	16.0	-1.22
13.0	-0.72	13.5	-0.90	15.0	-0.70	15.5	-0.85

(* = Changed manually, ! = Borderline Value)

ZCB00　119.2　+16.5D　预留-3.10D

图 12-10-4　SRK/T 公式计算人工晶状体屈光度数

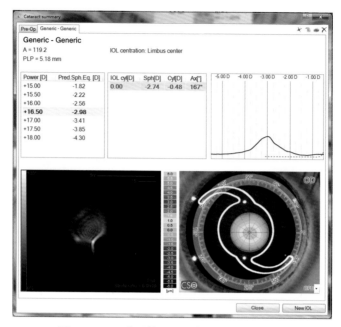

图 12-10-5　右眼的 Sirius 光路追迹分析结果

出于保护角膜瓣的需要,选择颞侧角膜缘微切口。

病人于表面麻醉下行右眼微切口白内障超声乳化吸除联合人工晶状体植入术,颞侧角膜缘三平面主切口(2.0mm)。撕囊直径约 5.5mm,囊袋内超声乳化吸除白内障。囊袋内植入 +16.5D 的 ZCB00 人工晶状体。彻底吸除黏弹剂。水密后,轻压人工晶状体,解除与前囊口夹持,尽量使人工晶状体与后囊膜完全贴附。让病人注视显微镜的同轴灯,发现 Purkinje Ⅲ、Ⅳ 像基本落在人工晶状体的中心。去除开睑器后再次检查前房深度和人工晶状体位置。

右眼术后常规用药。术后 1 天 VAsc 0.6,主觉验光 −1.50/−0.50×170=1.2。之后随访基本稳定。病人对手术效果满意。

第十一节　ICL 术后白内障多焦点人工晶状体混搭植入

病人男性,29 岁。右眼 ICL 植入术后 7 年,视物模糊 5 个月。左眼白内障术后 6 年(植入 ZMB00)。

VAsc:OD 0.6, OS 1.0。

主觉验光:OD −1.00=0.6, OS +0.50/−0.75×30=1.2。

右眼晶状体混浊 C4N1P1,眼底豹纹状,眼部其他结构检查未见明显异常。

眼部 B 超:玻璃体轻度混浊。

OCT：黄斑区各层形态基本可。RNFL 厚度偏薄。

IOLMaster：28.19mm。

术前 Pentacam 检查见图 12-11-1。

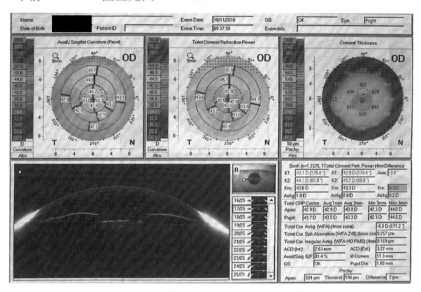

图 12-11-1 右眼 Pentacam 白内障术前信息图

OQAS：右眼 OQAS 检查结果见图 12-11-2。

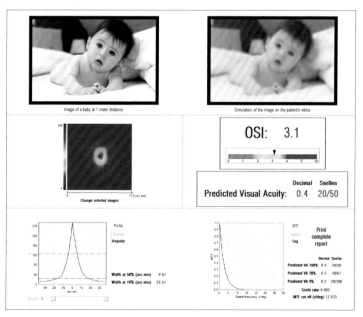

图 12-11-2 右眼 OQAS 检查结果

经过医患沟通，病人理解了右眼白内障已经到了需要采取手术治疗的时候，术后视觉质量提高的可能性大。

病人对左眼的远近距离视力表示满意，但是用电脑等中距离视力不好，希望右眼手术能解决这个问题。决定采取混搭植入多焦点人工晶状体。

结合 Pentacam 的全角膜光学特性检查结果、瞳孔、优势眼等情况决定右眼选择 Symfony ZXR00 多焦点人工晶状体。

由于 ICL 对 IOLMaster 的眼轴测量影响小，无须额外校正眼轴测量结果。选择经手术医师优化的 SRK/T 公式计算人工晶状体屈光度数（图 12-11-3）。

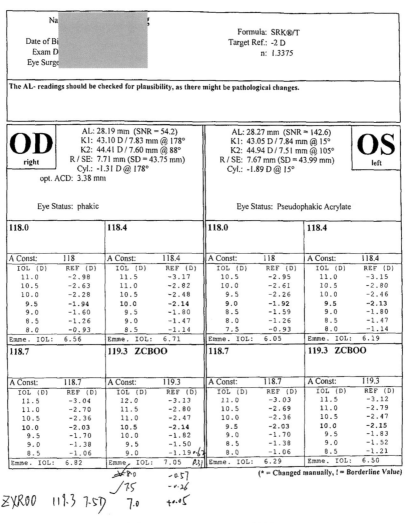

图 12-11-3　IOLMaster 结果

　　考虑到取出 ICL 需要的切口稍大,以及减少 SIA 的需要,选择颞侧角膜缘切口常规白内障超声乳化吸除并人工晶状体植入术。

　　病人于表面麻醉下行右眼常规白内障超声乳化吸除联合人工晶状体植入术。颞侧角膜缘三平面主切口(2.8mm)。取出 ICL。撕囊直径约 5.5mm,符合 4C 要求。囊袋内超声乳化吸除白内障。囊袋内植入 +7.5D 的人工晶状体(预留 −0.26D),彻底吸除黏弹剂。水密后,轻压人工晶状体,解除与前囊口夹持,尽量使人工晶状体与后囊膜完全贴附。让病人注视显微镜的同轴灯,发现 PurkinjeⅢ、Ⅳ像基本落在人工晶状体的中心。去除开睑器后再次检查前房深度和人工晶状体位置。

　　右眼术后常规用药。术后 1 天 VAsc 1.2,主觉验光 +0.25=1.2。术后 1 周屈光状态稳定,离焦曲线如图 12-11-4 所示。之后随访基本稳定。病人对手术效果满意。

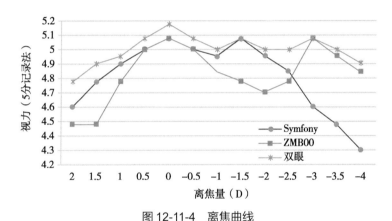

图 12-11-4　离焦曲线

（俞阿勇）

参考文献

1. Abdelghany AA, Alio JL. Surgical options for correction of refractive error following cataract surgery. Eye Vis(Lond), 2014, 1: 2.

2. Abulafia A, Hill WE, Koch DD, et al. Accuracy of the Barrett True-K formula for intraocular lens power prediction after laser in situ keratomileusis or photorefractive keratectomy for myopia. J Cataract Refract Surg, 2016, 42 (3): 363-369.

3. Akman A, Asena L, Güngör SG. Evaluation and comparison of the new swept source OCT-based IOLMaster 700 with the IOLMaster 500. Br J Ophthalmol, 2016, 100(9): 1201-1205.

4. Alio J. Refractive surgery today: is there innovation or stagnation? Eye Vis (Lond), 2014, 1: 4.

5. Alió JL, Alió Del Barrio JL, Vega-Estrada A. Accommodative intraocular lenses: where are we and where we are going. Eye Vis(Lond), 2017, 4: 16.

6. Alió JL, Grzybowski A, Romaniuk D. Refractive lens exchange in modern practice: when and when not to do it? Eye Vis(Lond), 2014, 1: 10.

7. Alió JL, Vega-Estrada A A, Plaza-Puche AB. Clinical outcomes with a new microincisional diffractive multifocal IOL. Eye Vis(Lond), 2015, 2: 2.

8. Ang RET, Quinto MMS, Cruz EM, et al. Comparison of clinical outcomes between femtosecond laser-assisted versus conventional phacoemulsification. Eye Vis(Lond), 2018, 5: 8.

9. Anirbaan M, Bone RA. Lens density measurements by two independent psychophysical techniques. Eye Vis, 2016, 3: 24.

10. Arba Mosquera S, de Ortueta D, Verma S. The art of nomograms. Eye Vis (Lond), 2018, 5: 2.

11. Arba Mosquera S, de Ortueta D, Verma S. Corneal functional optical zone under monocular and binocular assessment. Eye Vis(Lond), 2018, 5: 3.

12. Aristeidou A, Taniguchi EV, Tsatsos M, et al. The evolution of corneal and refractive surgery with the femtosecond laser. Eye Vis(Lond), 2015, 2: 12.

13. Aristodemou P, Knox Cartwright NE, Sparrow JM, et al. Intraocular lens formula constant optimization and partial coherence interferometry

biometry: Refractive outcomes in 8108 eyes after cataract surgery. J Cataract Refract Surg, 2011, 37: 50-62.

14. Bao F, Deng M, Wang Q, et al. Evaluation of the relationship of corneal biomechanical metrics with physical intraocular pressure and central corneal thickness in ex vivo rabbit eye globes. Exp Eye Res, 2015, 137: 11-17.

15. Bao FJ, Yu AY, Kassem W, et al. Biometry of the cornea in myopic chinese patients. J Refract Surg, 2011, 27(5): 345-355.

16. Bathija R, Zangwill L, Berry CC, et al. Detection of early glaucomatous structural damage with confocal scanning laser tomography. J Glaucoma, 1998, 7(2): 121-127.

17. Buckhurst PJ, Wolffsohn JS, Shah S, et al. A new optical low coherence reflectometry device for ocular biometry in cataract patients. Br J Ophthalmol, 2009, 93(7): 949-953.

18. Cavas-Martínez F, De la Cruz Sánchez E, Nieto Martínez J, et al. Corneal topography in keratoconus: state of the art. Eye Vis(Lond), 2016, 3: 5.

19. Chang JSM. Femtosecond laser-assisted astigmatic keratotomy: a review. Eye Vis(Lond), 2018, 5: 6.

20. Cooke DL, Cooke TL. Comparison of 9 intraocular lens power calculation formulas. J Cataract Refract Surg, 2016, 42(8): 1157-1164.

21. Kemraz D, Cheng XY, Shao X, et al. Age-related changes in corneal spherical aberration. J Refract Surg, 2018, 34(11): 760-767.

22. Doyle L, Little JA, Saunders KJ. Repeatability of OCT lens thickness measures with age and accommodation. Optom Vis Sci, 2013, 90(12): 1396-1405.

23. Duncan JK, Belin MW, Borgstrom M. Assessing progression of keratoconus: novel tomographic determinants. Eye Vis(Lond), 2016, 3: 6.

24. Skiadaresi E, Ravalico G, Polizzi S, et al. The Italian Catquest-9SF cataract questionnaire: translation, validation and application. Eye Vis(Lond), 2016, 3: 12.

25. Gao R, Chen H, Savini G, et al. Comparison of ocular biometric measurements between a new swept-source optical coherence tomography and a common optical low coherence reflectometry. Sci Rep, 2017, 7(1): 2484.

26. Guber I, Rémont L, Bergin C. Predictability of refraction following immediate sequential bilateral cataract surgery(ISBCS)performed under general anaesthesia. Eye Vis(Lond), 2015, 2: 13.

27. Hipsley AM, Hall B, Rocha KM. Scleral surgery for the treatment of presbyopia: where are we today? Eye Vis(Lond), 2018, 5: 4.

28. Hodge C, McAlinden C, Lawless M, et al. Intraocular lens power calculation following laser refractive surgery. Eye Vis(Lond), 2015, 2: 7.

29. Hoffer KJ. The Hoffer Q formula: a comparison of theoretic and regression formulas. J Cataract Refract Surg, 1993, 19(6): 700-712.

30. Hoffer KJ, Savini G. Comparison of AL-Scan and IOLMaster 500 Partial Coherence Interferometry Optical Biometers. J Refract Surg, 2016, 32(10): 694.

31. Huang J, Savini G, Li J, et al. Evaluation of a new optical biometry device for measurements of ocular components and its comparison with IOLMaster. Br J Ophthalmol, 2014, 98(9): 1277-1281.

32. Hura AS, Osher RH. Comparing the Zeiss Callisto Eye and the Alcon Verion Image Guided System Toric Lens Alignment Technologies. J Refract Surg, 2017, 33(7): 482-487.

33. Iglesias E, Sajnani R, Levitt RC, et al. Epidemiology of persistent dry eye-Like symptoms after cataract surgery. Cornea, 2018, 37(7): 893-898.

34. Jasvinder S, Khang TF, Sarinder KK, et al. Agreement analysis of LENSTAR with other techniques of biometry. Eye, 2011, 25(6): 717-724.

35. Jaycock P, Johnston RL, Taylor H, et al. The Cataract National Dataset electronic multi-centre audit of 55 567 operations: updating benchmark standards of care in the United Kingdom and internationally. Eye, 2009, 23 (1): 38-49.

36. Jia Y, Wei E, Wang X, et al. Optical coherence tomography angiography of optic disc perfusion in glaucoma. Ophthalmology, 2014, 121(7): 1322-1332.

37. Kane JX, Van Heerden A, Atik A, et al. Intraocular lens power formula accuracy: Comparison of 7 formulas. J Cataract Refract Surg, 2016, 42 (10): 1490-1500.

38. Kanellopoulos AJ, Asimellis G. In pursuit of objective dry eye screening clinical techniques. Eye Vis(Lond), 2016, 3: 1.

39. Kongsap P. Comparison of a new optical biometer and a standard biometer in cataract patients. Eye Vis(Lond), 2016, 3: 27.

40. Labiris G, Ntonti P, Patsiamanidi M, et al. Evaluation of activities of daily living following pseudophakic presbyopic correction. Eye Vis(Lond), 2017, 4: 2.

41. Labiris G, Ntonti P, Sideroudi H, et al. Impact of polyethylene glycol 400/

propylene glycol/hydroxypropyl-guar and 0.1% sodium hyaluronate on postoperative discomfort following cataract extraction surgery: a comparative study. Eye Vis(Lond), 2017, 4: 13.

42. Lackner B, Schmidinger G, Skorpik C. Validity and repeatability of anterior chamber depth measurements with Pentacam and Orbscan. Optom Vis Sci, 2005, 82(9): 858-861.

43. LaHood BR, Goggin M. Measurement of Posterior Corneal Astigmatism by the IOLMaster 700. J Refract Surg, 2018, 34(5): 331.

44. Lawless M, Hodge C, Reich J, et al. Visual and refractive outcomes following implantation of a new trifocal intraocular lens. Eye Vis(Lond), 2017, 4: 10.

45. Lee KM, Kwon HG, Joo CK. Microcoaxial cataract surgery outcomes: comparison of 1.8 mm system and 2.2 mm system. J Cataract Refract Surg, 2009, 35(5): 874-880.

46. Lee R, Wong TY, Sabanayagam C. Epidemiology of diabetic retinopathy, diabetic macular edema and related vision loss. Eye Vis(Lond), 2015, 2: 17.

47. Liu S, Datta A, Ho D, et al. Effect of image registration on longitudinal analysis of retinal nerve fiber layer thickness of non-human primates using Optical Coherence Tomography(OCT). Eye Vis(Lond), 2015, 2: 3.

48. Lundström M, Manning S, Barry P, et al. The European registry of quality outcomes for cataract and refractive surgery(EUREQUO): a database study of trends in volumes, surgical techniques and outcomes of refractive surgery. Eye Vis(Lond), 2015, 2: 8.

49. Malik PK, Dewan T, Patidar AK, et al. Effect of IOP based infusion system with and without balanced phaco tip on cumulative dissipated energy and estimated fluid usage in comparison to gravity fed infusion in torsional phacoemulsification. Eye Vis(Lond), 2017, 4: 22.

50. Mandal P, Berrow EJ, Naroo SA, et al. Validity and repeatability of the Aladdin ocular biometer. Br J Ophthalmol, 2014, 98(2): 256-258.

51. Masket S, Wang L, Belani S. Induced astigmatism with 2.2- and 3.0-mm coaxial phacoemulsification incisions. J Refract Surg, 2009, 25(1): 21-24.

52. McAlinden C, Wang Q, Gao R, et al. Axial length measurement failure rates with biometers using swept source optical coherence tomography compared to partial coherence interferometry and optical low-coherence interferometry. Am J Ophthalmol, 2016, 173: 64.

53. McNeely RN, Moutari S, Pazo E, et al. Investigating the impact of

preoperative corneal astigmatism orientation on the postoperative spherical equivalent refraction following intraocular lens implantation. Eye Vis(Lond), 2018, 5: 7.

54. Melles RB, Holladay JT, Chang WJ. Accuracy of Intraocular Lens Calculation Formulas. Ophthalmology, 2018, 125(2): 169-178.

55. Arba Mosquera S, Verma S, McAlinden C. Centration axis in refractive surgery. Eye Vis(Lond), 2015, 2: 4.

56. Müller-Jensen K, Fischer P, Siepe U. Limbal relaxing incisions to correct astigmatism in clear corneal cataract surgery. J Refract Surg, 1999, 15(5): 586-589.

57. Nagy ZZ, McAlinden C. Femtosecond laser cataract surgery. Eye Vis (Lond), 2015, 2: 11.

58. Olsen T. Sources of error in intraocular lens power calculation. J Cataract Refract Surg, 1992, 18(2): 125-129.

59. Olsen T, Funding M. Ray-tracing analysis of intraocular lens power in situ. J Cataract Refract Surg, 2012, 38(4): 641-647.

60. Olsen T, Hoffmann P. C constant: new concept for ray tracing-assisted intraocular lens power calculation. J Cataract Refract Surg, 2014, 40(5): 764-773.

61. Pan AP, Wang QM, Huang F, et al. Correlation among lens opacities classification system III grading, visual function index-14, pentacam nucleus staging, and objective scatter index for cataract assessment. Am J Ophthalmol, 2015, 159(2): 241-247.e242.

62. Pennington KL, DeAngelis MM. Epidemiology of age-related macular degeneration(AMD): associations with cardiovascular disease phenotypes and lipid factors. Eye Vis(Lond), 2016, 3: 34.

63. Rainer G, Stifter E, Luksch A, et al. Comparison of the effect of Viscoat and DuoVisc on postoperative intraocular pressure after small-incision cataract surgery. J Cataract Refract Surg, 2008, 34(2): 253-257.

64. Roberts TV, Hodge C, Sutton G, et al. Comparison of Hill-radial basis function, Barrett Universal and current third generation formulas for the calculation of intraocular lens power during cataract surgery. Clin Exp Ophthalmol, 2018, 46(3): 204-246.

65. Roberts TV, Lawless M, Bali SJ, et al. Surgical outcomes and safety of femtosecond laser cataract surgery: a prospective study of 1500 consecutive cases. Ophthalmology, 2013, 120(2): 227-233.

66. Rozanova OI, Shchuko AG, Mischenko TS. Fundamentals of Presbyopia:

visual processing and binocularity in its transformation. Eye Vis(Lond),
2018, 5: 1.

67. Rozema JJ, Wouters K, Mathysen DG, et al. Overview of the repeatability,
reproducibility, and agreement of the biometry values provided by various
ophthalmic devices. Am J Ophthalmol, 2014, 158(6): 1111-1120.e1111.

68. Sáles CS, Manche EE. Managing residual refractive error after cataract
surgery. J Cataract Refract Surg, 2015, 41(6): 1289-1299.

69. Savini G, Bedei A, Barboni P, et al. Intraocular lens power calculation by
ray-tracing after myopic excimer laser surgery. Ophthalmology, 2014, 157
(1): 150-153.e151.

70. Shao X, Zhou KJ, Pan AP, et al. Age-related changes in corneal
astigmatism. J Refract Surg, 2017, 33(10): 696-703.

71. Shetty R, Deshpande K, Jayadev C, et al. The impact of dysfunctional tear
films and optical aberrations on chronic migraine. Eye Vis(Lond), 2017, 4: 4.

72. Shoughy SS, Kozak I. Selective and complementary use of Optical
Coherence Tomography and Fluorescein Angiography in retinal practice.
Eye Vis(Lond), 2016, 3: 26.

73. Stringham JM, O'Brien KJ, Stringham NT. Macular carotenoid
supplementation improves disability glare performance and dynamics of
photostress recovery. Eye Vis(Lond), 2016, 3: 30.

74. Sudhalkar A, Chhablani J, Vasavada A, et al. Intravitreal dexamethasone
implant for recurrent cystoid macular edema due to Irvine-Gass syndrome:
a prospective case series. Eye(LOnd), 2016, 30(12): 1549-1557.

75. Sethu S, Shetty R, Deshpande K, et al. Correlation between tear fluid and
serum vitamin D levels. Eye Vis(Lond), 2016, 3: 22.

76. Ti SE, Chee SP, Tan DT, et al. Descemet membrane detachment after
phacoemulsification surgery: risk factors and success of air bubble
tamponade. Cornea, 2013, 32(4): 454-459.

77. Titiyal JS, Khatik M, Sharma N, et al. Toric intraocular lens implantation
versus astigmatic keratotomy to correct astigmatism during
phacoemulsification-Journal of Cataract & Refractive Surgery. J Cataract
Refract Surg, 2014, 40(5): 741-747.

78. Wang J, Zhang EK, Fan WY, et al. The effect of micro-incision and small-
incision coaxial phaco-emulsification on corneal astigmatism. Clin Exp
Ophthalmol, 2009, 37(7): 664-669.

79. Wang L, Shirayama M, Ma XJ, et al. Optimizing intraocular lens power
calculations in eyes with axial lengths above 25.0 mm. J Cataract Refract

Surg, 2011, 37(11): 2018-2027.

80. Wellish KL, Glasgow BJ, Beltran F, et al. Corneal ectasia as a complication of repeated keratotomy surgery. J Refract Corneal Surg, 1994, 10(3): 360-364.

81. Williams D, Zheng Y, Bao F, et al. Fast segmentation of anterior segment optical coherence tomography images using graph cut. Eye Vis(Lond), 2015, 2: 1.

82. Xiong Y, Li J, Wang N, et al. The analysis of corneal asphericity(Q value) and its related factors of 1,683 Chinese eyes older than 30 years. PloS One, 2017, 12(5): e0176913.

83. Xu CC, Xue T, Wang QM, et al. Repeatability and reproducibility of a double-pass optical quality analysis device. PLoS One, 2015, 10(2): e0117587.

84. Yang S, Whang WJ, Joo CK. Effect of anterior chamber depth on the choice of intraocular lens calculation formula. PloS One, 2017, 12(12): e0189868.

85. Yu A, Duan SF, Zhao Y, et al. Correlation between corneal biomechanical properties, applanation tonometry and direct intracameral tonometry. Br J Ophthalmol, 2012, 96(5): 640-644.

86. Yu A, Zhao W, Savini G, et al. Evaluation of central corneal thickness using Corneal Dynamic Scheimpflug Analyzer Corvis ST and comparison with Pentacam Rotating Scheimpflug System and Ultrasound Pachymetry in normal eyes. J Ophthalmol, 2015, 2015: 767012.

87. Yu AY, Guo H, Wang QM, et al. Pupil dilation with intracameral epinephrine hydrochloride during phacoemulsification and intraocular lens implantation. J Ophthalmol, 2016, 2016: 4917659.

88. Yu AY, Lin CX, Wang QM, et al. Safety of femtosecond laser-assisted cataract surgery: assessment of aqueous humour and lens capsule. Acta Ophthalmol, 2016, 94(7): e534-e540.

89. Yu AY, Lu T, Pan AP, et al. Assessment of tear film optical quality dynamics. Invest Ophthalmol Vis Sci, 2016, 57(8): 3821-3827.

90. Yu AY, Ni LY, Wang QM, et al. Preliminary clinical investigation of cataract surgery with a noncontact femtosecond laser system. Lasers Surg Med, 2015, 47(9): 698-703.

91. Yu AY, Wang QM, Sun J, et al. Spherical aberration after implantation of an aspheric versus a spherical intraocular lens in high myopia. Clin Exp Ophthalmol, 2009, 37(6): 558-565.

92. Zhang Y, Liang XY, Liu S, et al. Accuracy of intraocular lens power

calculation formulas for highly myopic eyes. J Ophthalmol, 2016, 2016: 1917268.

93. Zheng LY, Zhu SQ, Su YF, et al. Comparison between toric and spherical phakic intraocular lenses combined with astigmatic keratotomy for high myopic astigmatism. Eye Vis(Lond), 2017, 4: 20.

94. Zheng XB, Bao FJ, Geraghty B, et al. High intercorneal symmetry in corneal biomechanical metrics. Eye Vis(Lond), 2016, 3: 7.

95. Zhou KJ, Li YN, Huang FR, et al. In vivo observation of lens regeneration in rat using ultra-long scan depth optical coherence tomography. Invest Ophthalmol Vis Sci, 2016, 57(15): 6615-6623.

96. Zhu SQ, Wang QM, Xue AQ, et al. Posterior sclera reinforcement and phakic intraocular lens implantation for highly myopic amblyopia in children: a 3-year follow-up. Eye(Lond), 2014, 28(11): 1310-1314.

97. 葛坚, 王宁利. 眼科学. 第3版. 北京: 人民卫生出版社, 2015.

98. 宫贤惠, 叶凌颖, 林志博, 等. +3.00D 和 +2.50D 近附加度数多焦点人工晶状体植入术后视觉质量比较. 中华眼视光学与视觉科学杂志, 2017, 19(10): 606-612.

99. 郭花, 王勤美, 俞阿勇, 等. 老年高血压患者白内障术中脉压变化的临床分析. 中国实用眼科杂志, 2012, 30(3): 259-262.

100. 李功迎. 医患行为与医患沟通技巧. 北京: 人民卫生出版社, 2012.

101. 梁凌毅, 柯洪敏, 刘祖国. 客观评价泪液渗透压检查在干眼诊断与疗效评估中的临床意义. 中华眼科杂志, 2014, 50(9): 650-654.

102. 林志博, 黄芳, 潘安鹏, 等. 区域折射型多焦点人工晶状体植入术后视觉质量的临床研究. 中华眼视光学与视觉科学杂志, 2017, 19(8): 482-487.

103. 瞿佳, 吕帆, 王勤美. 重视眼内屈光手术视觉质量的研究. 中华眼科杂志, 2006, 42(9): 769-771.

104. 王佳颖, 王勤美, 俞阿勇, 等. Tetraflex 拟调节人工晶状体术后1年疗效的研究. 中国实用眼科杂志, 2012, 30(5): 513-515.

105. 王勤美. 屈光手术学. 第3版. 北京: 人民卫生出版社, 2017.

106. 姚克, 王玮, 吴玮, 等. 同轴 1.8mm 微切口超声乳化白内障手术临床效果评价. 中华眼科杂志, 2011, 47(10): 903-907.

107. 俞阿勇. 双通道客观视觉质量分析的临床实践. 北京: 人民卫生出版社, 2017.

108. 俞阿勇. 屈光性白内障手术的若干挑战. 中华眼视光学与视觉科学杂志, 2017, 19(2): 65-70.

109. 俞阿勇. 角膜光学特性与人工晶状体优选. 北京: 人民卫生出版社, 2017.

110. 俞阿勇, 梁丹, 刘杏, 等. 眼底彩色照相和光相干断层扫描评价眼外伤玻璃体视网膜手术后黄斑前膜. 中华眼底病杂志, 2006, 22(4): 236-237.

111. 俞阿勇, 林振德, 王勤美, 等. 预装式人工晶状体植入手术的初步临床研究. 中华眼视光学与视觉科学杂志,2008,10(6):419-422.

112. 俞阿勇,瞿佳,许琛琛,等. 白内障超声乳化术后人工晶状体眼的相对调节. 眼科,2006,15(1):20-23.

113. 俞阿勇,施恩,王勤美,等. 不同年龄段成年人眼的综合光学质量客观评估. 中华眼科杂志,2016,52(1):47-50.

114. 俞阿勇,王勤美,诸葛晶,等. 人工晶状体眼近视力矫正对近立体视的影响. 中华眼科杂志,2008,44(8):711-714.

115. 俞阿勇,王勤美,诸葛晶,等. 景深对超声乳化术后假晶状体眼伪调节的影响. 中华眼视光学与视觉科学杂志,2008,10(8):171-173.

116. 俞阿勇,张翔翔,王勤美,等. 肝素表面处理丙烯酸酯人工晶状体对白内障术后前房闪辉的影响. 中华眼视光学与视觉科学杂志,2017,19(2):71-75.

117. 俞阿勇,赵云娥,金婉卿,等. 白内障超声乳化术后假晶状体眼的调节灵活度. 中国实用眼科杂志,2006,24(3):267-269.

118. 俞阿勇,郑林燕,王勤美,等. 后房型有晶状体眼人工晶状体植入对眼轴测量的影响. 中华眼科杂志,2015,51(3):206-209.

119. 中华医学会眼科学分会白内障及人工晶状体学组. 我国飞秒激光辅助白内障摘除手术规范专家共识(2018年). 中华眼科杂志,2018,54(5):328-333.

附录一 中文版VF-14量表（VF-14-CN）

您好！请您根据实际情况，对您在做以下活动时的困难程度作回答。

1. 看小字体（如药瓶上的说明书、通讯录、价格标签、银行单据、水费电费单）

A. 没有困难　　B. 轻度困难　　C. 中度困难　　D. 重度困难　　E. 完全无法完成

2. 读书看报

A. 没有困难　　B. 轻度困难　　C. 中度困难　　D. 重度困难　　E. 完全无法完成

3. 看大字体（如报纸上的大字印刷体、电话上的数字按键、挂钟、日历）

A. 没有困难　　B. 轻度困难　　C. 中度困难　　D. 重度困难　　E. 完全无法完成

4. 认出身旁的人

A. 没有困难　　B. 轻度困难　　C. 中度困难　　D. 重度困难　　E. 完全无法完成

5. 看清楼梯、台阶和路缘石

A. 没有困难　　B. 轻度困难　　C. 中度困难　　D. 重度困难　　E. 完全无法完成

6. 看清各种标志牌（如交通标志、路标、商店标牌）

A. 没有困难　　B. 轻度困难　　C. 中度困难　　D. 重度困难　　E. 完全无法完成

7. 做精细活（如编织、缝纫、使用手工工具）

A. 没有困难　　B. 轻度困难　　C. 中度困难　　D. 重度困难　　E. 完全无法完成

8. 填表或签名

A. 没有困难　　B. 轻度困难　　C. 中度困难　　D. 重度困难　　E. 完全无法完成

9. 参加娱乐活动（如麻将、扑克、象棋）

A. 没有困难　　B. 轻度困难　　C. 中度困难　　D. 重度困难　　E. 完全无法完成

10. 参加体育活动（如散步、做操、太极）

A. 没有困难　　B. 轻度困难　　C. 中度困难　　D. 重度困难　　E. 完全无法完成

11. 烹饪

A. 没有困难　　B. 轻度困难　　C. 中度困难　　D. 重度困难　　E. 完全无法完成

12. 看电视

A. 没有困难　　B. 轻度困难　　C. 中度困难　　D. 重度困难　　E. 完全无法完成

13. 白天驾驶机动车或非机动车

A. 没有困难　　B. 轻度困难　　C. 中度困难　　D. 重度困难　　E. 完全无法完成

14. 夜间驾驶机动车或非机动车

A. 没有困难　　B. 轻度困难　　C. 中度困难　　D. 重度困难　　E. 完全无法完成

注：视功能指数量表VF-14是美国国立眼科研究所针对发达国家白内障病人研发的生活质量测量工具。本量表由温州医科大学王勤美、黄锦海、俞阿勇、高蓉蓉等人经文化调试

后翻译汉化而来,共有 14 个条目,每个条目设有"没有困难""轻度困难""中度困难""重度困难""完全无法完成"5 个选项,分别记为 0～4 分,累计总分 48 分,得分越高则认为生存质量越差。详情可参阅文献:高蓉蓉,郭燕,陈海丝,章思芳,王勤美,俞阿勇,黄锦海. 中国版视功能指数量表的修订及其在白内障病人生活质量评估中的应用. 中华实验眼科杂志,2016(9):823-828.

附录二 手术知情同意书

一、白内障超声乳化吸除并人工晶状体植入术知情同意书

温州医科大学附属眼视光医院

手术知情同意书

姓名：　　　病区：　　　专科：　　　床号：　　　住院号：

住院日期：

术前诊断：******（白内障）

拟施手术日期：

拟施手术：左 / 右眼白内障超声乳化吸除并人工晶状体植入术

拟施麻醉方式：表面麻醉

手术级别：

手术特点：属于经典的白内障手术方式，手术切口较"小切口白内障囊外摘除并人工晶状体注入术"小，术后恢复较快，手术费用较低。由于术中超声能量的使用及手术操作的影响会增加手术风险，如增加乳化针头、超声能量和灌注液损伤角膜内皮的风险；增加术中损伤虹膜，后囊破裂，以及晶状体核或皮质脱入玻璃体内的风险等。

风险和注意事项：

◇ 本次手术目的是去除混浊的晶状体，若合并其他眼部疾病，本次手术暂不处理。

◇ 术者可能根据术中具体情况更改手术方式。

◇ 术前因晶状体混浊，眼底窥不清。术前病人存在晚期青光眼、年龄相关性黄斑变性、高度近视眼底病变、糖尿病性视网膜病变、血管阻塞、视网膜色素变性等眼部疾病，则术后视力提高不明显可能。

◇ 术后视力取决于角膜、玻璃体等屈光介质的透明性及视网膜、视神经、大脑功能，较难估计确切的术后视力。病人如存在视路相关脑及神经受损（如肿瘤压迫神经），术后视力可能无提高。

◇ 术中出现麻醉意外，如呼吸、心搏骤停，如行球后麻醉可致球后血肿等。

◇ 术中暴发性脉络膜出血致眼内容物脱出，眼球萎缩。

◇ 术中若发生后囊膜破裂，可能更换植入不同类型的人工晶状体及改变植入位置；人工晶状体可能无法植入，需二次手术植入；晶状体核沉入玻璃体，需行玻璃体切除术。

◇ 晶状体半脱位者，术中可能需要植入囊袋张力环；脱位范围较大，无法在囊袋内植入人工晶状体，则需行人工晶状体悬吊可能。

◇ 术中可能发生角膜后弹力层脱离或角膜内皮损伤，致术后角膜水肿、混浊，影响视力，需再次或多次手术复位；若角膜失代偿，需行角膜移植手术。

◇ 术中虹膜损伤及脱出可能。

◇ 术中切口闭合不良，需要缝线闭合；缝线会引起较高的术后散光，待缝线拆除后好转；缝线拆除需在术后 1 周以上。

◇ 术后可能出现眼压升高，眼胀痛，需要多次行前房放液或降眼压药物控制可能；不可控制的高眼压可能引起视神经损伤，视力逐渐下降，需要行青光眼手术控制眼压。

◇ 术后虹膜等眼内容物脱出，嵌顿于切口，需手术复位可能。

◇ 术后可能出现瞳孔扩大无张力。

◇ 术后可能发生虹膜睫状体炎、角膜内皮炎等炎症反应，需要药物治疗控制；严重者如发生交感性眼炎、感染性眼内炎，可致视力丧失，需行玻璃体注药，玻璃体切除术，严重可能需摘除眼球。

◇ 术后人工晶状体脱位，人工晶状体混浊，严重者需行人工晶状体调位、置换术。

◇ 术后发生后发性白内障或发生囊袋收缩综合征，需行激光后囊膜切开术，严重者需要手术处理。

◇ 术后可能发生囊袋阻滞综合征，需行激光后囊膜切开术。

◇ 术后出现飞蚊现象，或者比术前更明显（术前晶状体混浊，玻璃体混浊引起的飞蚊症不明显）。

◇ 术后可能发生黄斑囊样水肿，影响视力。

◇ 术后可能出现黄视、蓝视等异常色觉现象。

◇ 术后出现动、静脉阻塞，视力较术前显著下降。

◇ 由于个体眼部条件及当前眼部测量仪器性能所限，人工晶状体的测算无法达到完全的精准，尤其是超短、超长眼轴及既往角膜屈光手术史病人，测算误差更大。术后可能残留近视、远视或散光，术后 2～3 个月后可行医学验光，必要时配镜或屈光手术矫正。

◇ 植入单焦人工晶状体，根据预留的屈光度数，术后视远或视近需佩戴眼镜以达到最佳远、近视力。

◇ 植入多焦人工晶状体，可能出现眩光、光晕等视觉干扰症状，尤其在夜间及昏暗环境下明显，需一段时间适应，如不能耐受可能需置换人工晶状体；术后部分病人视近可能仍需戴镜。

◇ 散光人工晶状体术后可能会出现人工晶状体轴向偏位，可能需二次手术行人工晶状体调位术。

◇ 术后可能出现高眼压现象，眼睛胀痛，严重者可能出现动静脉阻塞，视力较术前差。高眼压可能引起视神经受损，视力较术前差。

替代治疗方案一：飞秒激光辅助白内障超声乳化吸除并人工晶状体植入术

麻醉方式：表面麻醉

特点：本手术方式在飞秒激光辅助下完成晶状体环形截囊、晶状体核裂解、及透明角膜隧道切口的制作，在降低超声能量的使用、减少角膜内皮的损失、人工晶状体植入后的稳定性等方面具有明显优势。

风险和注意事项：

◇ 负压环固定不佳及负压丢失，术中需重新调整负压固定装置，增加手术时间。

◇ 术中或术后结膜下出血，可在术后1～2周内自行消退。

◇ 激光过程中瞳孔缩小，影响后续手术操作，增加术中虹膜损伤、皮质残留及后囊膜破裂风险。

◇ 截囊不完全，使前囊膜去除时前囊膜放射状裂开、后囊膜破裂甚至玻璃体脱出。

◇ 角膜切口分离不完全，需角膜刀制作切口。

◇ 由于病人睑裂过小、难以配合或其他原因难以行飞秒激光而须改行白内障超声乳化吸除并人工晶状体植入术。

◇ 由于病人配合或其他原因导致飞秒激光损伤角膜、晶状体后囊膜或眼内其他结构的损伤，需停止本次手术，行其他手术治疗。

◇ 其余风险同拟订治疗方案。

替代治疗方案二：微切口白内障超声乳化吸除并人工晶状体植入术

麻醉方式：表面麻醉

特点：手术切口在2.0mm及以下，较常规"白内障超声乳化并人工晶状体植入术"更小，术中前房稳定性好，术后引起的术源性散光较小。对于较软的白内障核，微切口手术对角膜内皮影响小，手术切口闭合好，比常规切口有一定的优势；但对于较硬的白内障核处理效率不如常规切口，会延长手术时间，增加手术切口与内皮的损伤，影响手术切口闭合；同时并非所有人工晶状体及角膜参数适合行微切口手术。

风险和注意事项：同拟定治疗方案。

替代治疗方案三：小切口白内障囊外摘除并人工晶状体植入术

麻醉方式：局部麻醉

特点：本手术方式适用于白内障超硬核，或角膜内皮接近失代偿等情况，手术费用较低。由于本手术切口较大，术后散光及视觉质量可能低于白内障超声乳化吸除并人工晶状体植入术。

风险和注意事项：同拟订治疗方案。

替代治疗方案四：保守治疗

特点：保守治疗适合裸眼或矫正视力较好，且未引起相关并发症的病人，但白内障病情会继续加重，视力进一步下降。

风险和注意事项：晶状体混浊会影响眼内病变的发现与监测。白内障进展引起晶状体体积膨胀，可引起急性闭角型青光眼，同时会增加术中前囊膜撕裂和囊袋破裂的风险；囊膜变性或因外伤引起细裂痕时，蛋白成分进入前房诱发自身免疫反应，引起过敏性眼内炎；晶状体组织碎片可堵塞房角和小梁网，引起晶状体溶解性青光眼；晶状体核逐渐硬化，增加白内障手术难度，应用超声能量和时间增加，术后更易发生角膜水肿与前房的炎症反应，视力恢复延迟。

人工晶状体选择知情同意：术中植入的人工晶状体可分为球面、非球面人工晶状体；单焦点、多焦点和拟调节人工晶状体；以及散光人工晶状体，病人及家属选择植入_____。
各种类型人工晶状体的特点：
◇ 球面单焦人工晶状体，术后无法实现完全脱镜，根据手术设计不同，术后视近可能需佩戴老花镜或视远可能要佩戴远矫正眼镜，下雨天/夜间（光线较暗时）视觉效果较非球面人工晶状体差。
◇ 非球面单焦点人工晶状体，根据病人术前角膜球差测量结果，优选合适球差值的非球面人工晶状体有利于提高术后视觉质量，术后无法实现完全脱镜，根据手术设计不同，术后视近可能需佩戴老花镜或视远可能要佩戴远矫正眼镜，下雨天/夜间（光线较暗时）视觉效果较球面人工晶状体好。
◇ 多焦点人工晶状体，适合有脱镜愿望同时有视近需求的病人，在一定程度上实现脱镜，能提供良好的远视力或近视力，但价格高，对眼部条件要求高，角膜规则、球差不高、无严重眼底病变、无影响手术效果的外伤病史和其他眼病史等，植入术后可能出现眩光、光晕等视觉干扰症状，需一段时间适应，如不能耐受可能需置换人工晶状体，对于精细工作，如长时间的绘画、阅读药品说明书等可能仍需借助眼镜。
◇ 散光型人工晶状体，适合于存在显著角膜规则散光的病人，但不适于角膜不规则散光的矫正。散光型人工晶状体可提高术后的裸眼远视力，降低其术后对眼镜的依赖，提高合并角膜散光的白内障病人术后视觉质量。但是散光型人工晶状体术后如果偏离指定轴向角度较大，会降低散光矫正效果，甚至增加散光度数，这种情况下，可能需二次手术调位。

术前与家属谈话及签订手术协议：

　　医学是一门科学，还有许多未被认识的领域。另外，病人的个体差异很大，疾病的变化也各不相同，相同的诊治手段有可能出现不同的结果。因此，任何手术都具有较高的诊疗风险，有些风险是医务人员和现代医学知识无法预见、防范和避免的医疗意外，有些是能够预见但却无法完全避免的并发症。作为主刀医生和经管医师，我们保证，将以良好的医德医术为病人手术，严格遵守医疗操作规范，密切观察病情，及时处理、抢救，力争将风险降低到最低限度，如术中情况有变化及时与家属取得联系。

　　特别告知：一旦出现危及生命的情况，本院将按照国家和医院有关医疗急救方面的规定和流程给予紧急抢救，力争将风险降到最低限度，届时因情况紧急将按照先抢救后告知的程序执行。

　　经管医生已将上述情况详细告知患方，并详细解答了患方所提出的疑问。如果患方认为医师已将上述内容进行了详细告知、解释，而且患方理解并且同意给病人施行手术，请在下面签名。

病人（代理人）签名：　　　　　　　　　与病人关系：

经治医师签名：　　　　　　主刀医师签名：　　　　　　谈话日期：

二、飞秒激光辅助白内障超声乳化吸除并人工晶状体植入术知情同意书

温州医科大学附属眼视光医院

手术知情同意书

姓名：　　　病区：　　　　专科：　　　　床号：　　　　住院号：

住院日期：

术前诊断：＊＊＊＊＊＊（白内障）

拟施手术日期：

拟施手术：飞秒激光辅助白内障超声乳化吸除并人工晶状体植入术

拟施麻醉方式：表面麻醉

手术级别：

手术特点：本手术方式在飞秒激光辅助下完成晶状体环形截囊、晶状体核裂解及透明角膜隧道切口的制作，在降低超声能量的使用、减少角膜内皮的损失、人工晶状体植入后的稳定性等方面具有明显优势。

风险和注意事项：

◇ 本次手术目的是去除混浊的晶状体，若合并其他眼部疾病，本次手术暂不处理。

◇ 术者可能根据术中具体情况更改手术方式。

◇ 术前因晶状体混浊，眼底窥不清。术前病人存在晚期青光眼、年龄相关性黄斑变性、高度近视眼底病变、糖尿病性视网膜病变、血管阻塞、视网膜色素变性等眼部疾病，则术后视力提高不明显可能。

◇ 术后视力取决于角膜、玻璃体等屈光介质的透明性及视网膜、视神经、大脑功能，较难估计确切的术后视力。病人如存在视路相关脑及神经受损（如肿瘤压迫神经），术后视力可能无提高。

◇ 术中出现麻醉意外，如呼吸、心搏骤停，如行球后麻醉可致球后血肿等。

◇ 术中爆发性脉络膜出血致眼内容物脱出，眼球萎缩。

◇ 术中若发生后囊膜破裂，可能更换植入不同类型的人工晶状体及改变植入位置；人工晶状体可能无法植入，需二次手术植入；晶状体核沉入玻璃体，需行玻璃体切除术。

◇ 晶状体半脱位者，术中可能需要植入囊袋张力环；脱位范围较大，无法在囊袋内植入人工晶状体，则需行人工晶状体悬吊可能。

◇ 术中可能发生角膜后弹力层脱离或角膜内皮损伤，致术后角膜水肿、混浊，影响视力，需再次或多次手术复位；若角膜失代偿，需行角膜移植手术。

◇ 术中虹膜损伤及脱出可能。

◇ 术中切口闭合不良，需要缝线闭合；缝线会引起较高的术后散光，待缝线拆除后好转；缝线拆除需在术后1周以上。

◇ 术后可能出现眼压升高，眼胀痛，需要多次行前房放液或降眼压药物控制可能；不可控制的高眼压可能引起视神经损伤，视力逐渐下降，需要行青光眼手术控制眼压。

◇ 术后虹膜等眼内容物脱出，嵌顿于切口，需手术复位可能。

◇ 术后可能出现瞳孔散大无张力。

◇ 术后可能发生虹膜睫状体炎、角膜内皮炎等炎症反应,需要药物治疗控制;严重者如发生交感性眼炎、感染性眼内炎,可致视力丧失,需行玻璃体注药,玻璃体切除术,严重可能需摘除眼球。

◇ 术后人工晶状体脱位,人工晶状体混浊,严重者需行人工晶状体调位、置换术。

◇ 术后发生后发性白内障或发生囊袋收缩综合征,需行激光后囊膜切开术,严重者需要手术处理。

◇ 术后可能发生囊袋阻滞综合征,需行激光后囊膜切开术。

◇ 术后出现飞蚊现象,或者比术前更明显(术前晶状体混浊,玻璃体混浊引起的飞蚊症不明显)。

◇ 术后可能发生黄斑囊样水肿,影响视力。

◇ 术后可能出现黄视、蓝视等异常色觉现象。

◇ 术后出现动、静脉阻塞,视力较术前显著下降。

◇ 由于个体眼部条件及当前眼部测量仪器性能所限,人工晶状体的测算无法达到完全的精准,尤其是超短、超长眼轴及既往角膜屈光手术史病人,测算误差更大。术后可能残留近视、远视或散光,术后2~3个月后可行医学验光,必要时配镜或屈光手术矫正。

◇ 植入单焦人工晶状体,根据预留的屈光度数,术后视远或视近需佩戴眼镜以达到最佳远、近视力。

◇ 植入多焦人工晶状体,可能出现眩光、光晕等视觉干扰症状,尤其在夜间及昏暗环境下明显,需一段时间适应,如不能耐受可能需置换人工晶状体;术后部分病人视近可能仍需戴镜。

◇ 散光人工晶状体术后可能会出现人工晶状体轴向偏位,可能需二次手术行人工晶状体调位术。

◇ 术后可能出现高眼压现象,眼睛胀痛,严重者可能出现动静脉阻塞,视力较术前差。高眼压可能引起视神经受损,视力较术前差。

◇ 负压环固定不佳及负压丢失,术中需重新调整负压固定装置,增加手术时间。

◇ 术中或术后结膜下出血,可在术后1至2周内自行消退。

◇ 激光过程中瞳孔缩小,影响后续手术操作,增加术中虹膜损伤、皮质残留及后囊膜破裂风险。

◇ 截囊不完全,使前囊膜去除时前囊膜放射状裂开、后囊膜破裂甚至玻璃体脱出。

◇ 角膜切口分离不完全,需角膜刀制作切口。

◇ 由于病人睑裂过小、难以配合或其他原因难以行飞秒激光而须改行白内障超声乳化吸除并人工晶状体植入术。

◇ 由于病人配合或其他原因导致飞秒激光损伤角膜、晶状体后囊膜或眼内其他结构的损伤,需停止本次手术,行其他手术治疗。

替代治疗方案一:白内障超声乳化吸除并人工晶状体植入术

麻醉方式:表面麻醉

特点：属于经典的白内障手术方式，手术切口较"小切口白内障囊外摘除并人工晶状体注入术"小，术后恢复较快，手术费用较低。由于术中超声能量的使用及手术操作的影响会增加手术风险，如增加乳化针头、超声能量和灌注液损伤角膜内皮的风险；增加术中损伤虹膜，后囊破裂，以及晶状体核或皮质脱入玻璃体内的风险等。

风险和注意事项：同拟定治疗方案。

替代治疗方案二：微切口白内障超声乳化吸除并人工晶状体植入术

麻醉方式：表面麻醉

特点：手术切口在 2.0mm 及以下，较常规"白内障超声乳化并人工晶状体植入术"更小，术中前房稳定性好，术后引起的术源性散光较小。对于较软的白内障核，微切口手术对角膜内皮影响小，手术切口闭合好，比常规切口有一定的优势；但对于较硬的白内障核处理效率不如常规切口，会延长手术时间，增加手术切口与内皮的损伤，影响手术切口闭合；同时并非所有人工晶状体及角膜参数适合行微切口手术。

风险和注意事项：同拟定治疗方案。

替代治疗方案三：小切口白内障囊外摘除并人工晶状体植入术

麻醉方式：局部麻醉

特点：本手术方式适用于白内障超硬核，或角膜内皮接近失代偿等情况，手术费用较低。由于本手术切口较大，术后散光及视觉质量可能低于白内障超声乳化吸除并人工晶状体植入术。

风险和注意事项：同拟定治疗方案。

替代治疗方案四：保守治疗。

特点：保守治疗适合裸眼或矫正视力较好，且未引起相关并发症的病人，但白内障病情会继续加重，视力进一步下降。

风险和注意事项：晶状体混浊会影响眼内病变的发现与监测。白内障进展引起晶状体体积膨胀，可引起急性闭角型青光眼，同时会增加术中前囊膜撕裂和囊袋破裂的风险；囊膜变性或因外伤引起细裂痕时，蛋白成分进入前房诱发自身免疫反应，引起过敏性眼内炎；晶状体组织碎片可堵塞房角和小梁网，引起晶状体溶解性青光眼；晶状体核逐渐硬化，增加白内障手术难度，应用超声能量和时间增加，术后更易发生角膜水肿与前房的炎症反应，视力恢复延迟。

人工晶状体选择知情同意：术中植入的人工晶状体可分为球面、非球面人工晶状体；单焦点、多焦点和拟调节人工晶状体；以及散光人工晶状体，病人及家属选择植入_____。

各种类型人工晶状体的特点：

◇　球面单焦人工晶状体，术后无法实现完全脱镜，根据手术设计不同，术后视近可能需佩戴老花镜或视远可能需要佩戴远矫正眼镜，下雨天 / 夜间（光线较暗时）视觉效果较非球面人工晶状体差。

◇　非球面单焦点人工晶状体，根据病人术前角膜球差测量结果，优选合适球差值的非球面人工晶状体有利于提高术后视觉质量，术后无法实现完全脱镜，根据手术设计不同，术后视近可能需佩戴老花镜或视远可能需要佩戴远矫正眼镜，下雨天／夜间（光线较暗时）视觉效果较球面人工晶状体好。

◇　多焦点人工晶状体，适合有脱镜愿望同时有视近需求的病人，在一定程度上实现脱镜，能提供良好的远视力或近视力，但价格高，对眼部条件要求高，角膜规则、球差不高、无严重眼底病变、无影响手术效果的外伤病史和其他眼病史等，植入术后可能出现眩光、光晕等视觉干扰症状，需一段时间适应，如不能耐受可能需置换人工晶状体，对于精细工作，如长时间的绘画、阅读药品说明书等可能仍需借助眼镜。

◇　散光型人工晶状体，适合于存在显著角膜规则散光的病人，但不适于角膜不规则散光的矫正。散光型人工晶状体可提高术后的裸眼远视力，降低其术后对眼镜的依赖，提高合并角膜散光的白内障病人术后视觉质量。但是散光型人工晶状体术后如果偏离指定轴向角度较大，会降低散光矫正效果，甚至增加散光度数，这种情况下，可能需二次手术调位。

术前与家属谈话及签订手术协议：

医学是一门科学，还有许多未被认识的领域。另外，病人的个体差异很大，疾病的变化也各不相同，相同的诊治手段有可能出现不同的结果。因此，任何手术都具有较高的诊疗风险，有些风险是医务人员和现代医学知识无法预见、防范和避免的医疗意外，有些是能够预见但却无法完全避免的并发症。作为主刀医生和经管医师，我们保证，将以良好的医德医术为病人手术，严格遵守医疗操作规范，密切观察病情，及时处理、抢救，力争将风险降低到最低限度，如术中情况有变化及时与家属取得联系。

特别告知：若一旦出现危及生命的情况，本院将按照国家和医院有关医疗急救方面的规定和流程给予紧急抢救，力争将风险降到最低限度，届时因情况紧急将按照先抢救后告知的程序执行。

经管医生已将上述情况详细告知患方，并详细解答了患方所提出的疑问。如果患方认为医师已将上述内容进行了详细告知、解释，而且患方理解并且同意给病人施行手术，请在下面签名。

病人（代理人）签名：　　　　　　　　　与病人关系：

经治医师签名：　　　　　　主刀医师签名：　　　　　　谈话日期：

附录三 部分人工晶状体及其参数

附表 1 负球差非球面 IOL

型号	总直径（mm）	光学直径（mm）	球差（mm）	表面设计	颜色
AMO ZCB00	13.0	6.0	−0.27	前表面非球面	无色
Human Optics MCX11ASP	11.0	5.5/6.0/6.5/7.0	−0.27	双非球面	无色
Alcon SN60WF	13.0	6.0	−0.20	后表面非球面	黄色
爱博诺德普诺明 A1-UV	13.0	6.0	−0.20	后表面高次非球面	无色
Zeiss CT ASPH 509M	11.0	6.0	−0.18	双非球面	无色
BioVue PAL	12.5	6.0	−0.12	前表面非球面	无色

附表 2 零球差非球面 IOL

型号	总直径（mm）	光学直径（mm）	球差（μm）	表面设计	颜色
博士伦 ADAPT AO	10.5 11.0	6.0	0	双非球面	无色
博士伦 MI60	10.5 10.7 11.0	5.6 6.0 6.2	0	双非球面	无色
Human Optics MC 6125 AS-Y	12.5	6.0	0	前表面非球面	黄色
Oculentis L-313	11.0	6.0	0	负屈光度数：前表面非球面；正屈光度数：后表面非球面	无色
Rayners 970C	12.5	5.75	0	前表面非球面	无色
Softec HD	12.5	5.75	0	双非球面	无色

附表3 球面IOL

型号	总直径（mm）	光学区直径（mm）	表面设计	颜色
ALCON SA60AT	13.0	6.0	前表面非对称双凸	无色
ALCON SN60AT	13.0	6.0	前表面非对称双凸	黄色
博士伦 ADAPT	10.7	6.0	双等凸球面	无色

附表4 Toric IOL

	型号	总直径（mm）	光学区直径（mm）	球差（μm）	表面设计	颜色	矫正角膜散光（D）	IOL散光（D）
ALCON	SN6AT3	13.0	6.0	−0.17	前表面非球面，后表面环曲面	黄色	0.75～1.5	1.50
	SN6AT4						1.5～2.0	2.25
	SN6AT5						2.0～2.5	3.00
	SN6AT6						2.5～3.0	3.75
	SN6AT7						3.0～3.50	4.50
	SN6AT8						3.5～4.00	5.25
	SN6AT9						4.00 以上	6.00
AMO	ZCT100	13.0	6.0	−0.27	前表面环曲面非球面	无色	0.50～0.75	1.00
	ZCT150						0.75～1.50	1.50
	ZCT225						1.50～2.00	2.25
	ZCT300						2.00～2.75	3.00
	ZCT400						2.75～3.62	4.00
爱博诺德	AT1BH	13.0	6.0	−0.2	前表面环曲面，后表面高次非球面	无色	0.5～1.0	1.00
	AT2BH						1.0～1.55	1.50
	AT3BH						1.55～2.1	2.25
	AT4BH						2.1～2.8	3.0
	AT5BH						2.8～3.15	4.0
	AT6BH						3.15 以上	4.5

附表5 多焦点IOL

型号	总直径（mm）	光学区设计	近附加（D）	球差（μm）	颜色
ALCON SN6AD1	13.0（L形襻）	直径6.0mm。前表面中央3.6mm直径区域为衍射区，有9个粗阶梯光栅衍射环，阶梯高度和宽度由中央向周边递减；周边为折射区。前表面非球面	+3.00	−0.1	黄色
ALCON SV25T0		直径6.0mm。前表面中央3.4mm直径区域为衍射区，有7个粗阶梯光栅衍射环，阶梯高度和宽度由中央向周边递减；周边为折射区。前表面非球面	+2.50	−0.2	
ALCON ART SND1T系列		直径6.0mm。前表面中央3.6mm直径区域为衍射区，有9个粗阶梯光栅衍射环，阶梯高度和宽度由中央向周边递减；周边为折射区。前表面非球面。后表面环曲面。	+3.00	−0.1	
AMO Symfony	13.0（C形襻）	直径6.0mm。后表面全光学面为衍射区，有9个Echelette小阶梯光栅衍射环。前表面非球面	+1.50	−0.27	无色
AMO ZMB00		直径6.0mm。后表面全光学面衍射，有30个粗阶梯光栅衍射环。前表面非球面	+4.00		
Oculentis MF15 Oculentis MF30	11.0（闭合襻）	直径6.0mm。前表面区域折射。后表面非球面。光能丢失仅约7%	+1.50 +3.00	0	无色
Zeiss LISA tri 839MP	11.0（平板襻）	直径6.0mm。前表面全光学面为粗阶梯光栅衍射，中央4.34mm直径区域三焦点，周边双焦点。前表面非球面。	近+3.33，中+1.66	−0.18	无色

附录四　中英文专业名词对照表

英文全称	英文缩写	中文全称
5-degree notion		缪氏五分记录法
accommodative facility		调节灵活度
achieved correction		实际矫正值
against-the-rule astigmatism	ATR astigmatism	逆规散光
American Society of Cataract and Refractive Surgery	ASCRS	美国白内障和屈光手术学会
amplitude of accommodation	AMP	调节幅度
angle alpha	α角	alpha角
angle kappa	κ角	kappa角
angle lambda	λ角	lambda角
angular distance		角距
anterior chamber depth	ACD	前房深度
anterior segment optical coherence tomography	AS-OCT	眼前节相干光断层成像仪
apex		角膜顶点中心
aqueous depth	AQD	房水深度
Asia-Pacific Association of Cataract and Refractive Surgeons	APACRS	亚太白内障和屈光手术医师协会
astigmatic keratotomy	AK	散光性角膜切开术
attempted correction		预期矫正值
average size	AVE	平均细胞面积
axial length	AL	眼轴长度
best corrected visual acuity	BCVA	最佳矫正视力

英文全称	英文缩写	中文全称
best spectacle corrected visual acuity	BSCVA	最佳框架眼镜矫正视力
blended vision		混搭视觉
capsular block syndrome	CBS	囊袋阻滞综合征
Chinese version VF-14	VF-14-CN	中文版 VF-14 量表
coefficient of variation	CV	变异系数
coma		彗差
compensation comparison method		对比补偿法
contrast sensitivity	CS	对比敏感度
contrast sensitivity function	CSF	对比敏感度函数
contrast visual acuity		对比度视力
corneal aberration		角膜像差
corneal diameter	CD	角膜直径
corneal inlay implantation		角膜层间植入术
corneal thickness	CT	角膜厚度
dysphotopsia		光干扰症
effective/expected lens position	ELP	有效人工晶状体位置
electroretinogram	ERG	视网膜电图检查
endothelial cell density	ECD	角膜内皮细胞密度
enhanced vitreous visualization	EVV	玻璃体增强成像
epipolis laser in situ keratomileusis	Epi-LASIK	机械法准分子激光上皮瓣下磨镶术
estimated scaling factor	ESF	估计调整因素
femtosecond small incision lenticule extraction	SMILE	飞秒激光小切口角膜基质透镜取出术
fusional crossed cylinder	FCC	融合性交叉柱镜
higher-order aberrations	HOAs	高阶像差
intraocular lens	IOL	人工晶状体

续表

英文全称	英文缩写	中文全称
intrastromal corneal ring segments	ICRS	角膜基质环植入术
intraocular aberration		眼内像差
irregular astigmatism		不规则散光
keratoconus		圆锥角膜
keratometer		角膜曲率计
keratometry	K	角膜曲率
laetoferrin	LF	乳铁蛋白
laser in situ keratomileusis	LASIK	准分子激光原位角膜磨镶术
laser subepithelial keratomileusis	LASEK	乙醇法准分子激光上皮瓣下角膜磨镶术
lens thickness	LT	晶状体厚度
limbal relaxing incision	LRI	角膜缘松解切口
local electroretinogram	LERG	局部 ERG
mean objective scatter index	Mean OSI	平均客观散射指数
mini monovision		微单眼视
modulation transfer function	MTF	调制传递函数
modulation transfer function cutoff frequency	MTF cutoff	调制传递函数截止频率
monovision		单眼视
multi-mode laser diode	MMLD	多模半导体激光器
myopic shift		近视漂移
National Eye Institute refractive error quality of life	NEI-RQL	美国眼科研究所屈光生存质量调查表
negative dysphotopsia		负性光干扰症
negative relative accommodation	NRA	负相对调节
noninvasive tear break-up time	NITBUT	非侵入性泪膜破裂时间
objective scatter index	OSI	客观散射指数

英文全称	英文缩写	中文全称
oblique astigmatism		斜轴散光
ocular scattering		眼散射
ocular structure biometry		眼部生物结构测量
optical low coherence interferometry	OLCI	光学低相干干涉
optical low coherence reflectometry	OLCR	光学低相干反射
optical quality analysis system Ⅱ	OQAS Ⅱ	双通道客观视觉质量分析系统Ⅱ
Optiwave Refractive Analysis	ORA	实时波前像差分析仪
partial coherence interferometry	PCI	部分相干光干涉成像
patient reported outcomes	PROs	病人报告结局
percentage of hexagonal cells	HG%	六边形细胞比例
phakic intraocular lens	PIOL	有晶状体眼人工晶状体
phase transfer function	PTF	相位传递函数
photorefractive keratectomy	PRK	准分子激光角膜表面切削术
point spread function	PSF	点扩散函数
positive dysphotopsia		正性光干扰症
positive relative accommodation	PRA	正相对调节
posterior precortical vitreous pocket	PPVP	后部前皮质玻璃体囊袋
posterior scleral reinforcement	PSR	后巩膜加固术
potential visual acuity	PVA	潜视力仪检查
Power Distribution		屈光力分布图
predictability		预测性
predicted VA		模拟对比度视力
pupil		瞳孔
pupil diameter	PD	瞳孔直径
quality control circle	QCC	品管圈
quality of life impact of refractive correction	QIRC	屈光矫正手术对生活质量的影响问卷

续表

英文全称	英文缩写	中文全称
quality of vision	QoV	视觉质量量表
questionnaire		量表
radial basis function	RBF	径向基函数
radial keratotomy	RK	放射状角膜切开术
ratio of back to front corneal radii	B/F Ratio	角膜前后表面曲率半径比
ray tracing		光路追迹
refractive lens exchange	RLE	屈光性晶状体置换术
refractive status vision profile	RSVP	视觉屈光状态概况
regular astigmatism		规则散光
retinal nerve fiber layer	RNFL	视网膜神经纤维层厚度
retinal pigment epithelium	RPE	视网膜色素上皮
ring		圆环
Schirmer test		泪液分泌试验
simulated keratometry/keratoscope reading	SimK	模拟角膜屈光力 / 模拟角膜镜读数
spherical aberration		球差
spherical equivalent	SE	等效球镜
straylight		杂散光
Strehl ratio	SR	斯特列尔比
sub-Bowman's keratomileusis	SBK	前弹力层下激光角膜磨镶术
surgeon factor	SF	术者因素
surgical reversal of presbyopia	SRP	老视逆转术
swept source optical coherence tomography	SS-OCT	扫频相干光断层成像
tear break-up time	TBUT	泪膜破裂时间
tear film-oriented therapy		泪膜源性的治疗
total corneal astigmatism	TCA	全角膜散光

续表

英文全称	英文缩写	中文全称
total corneal refractive power	TCRP	全角膜屈光力
transepithelial photorefractive keratectomy	TPRK	经上皮准分子激光屈光性角膜切削术
trefoil		三叶草像差
ultrasound biomicroscope	UBM	超声生物显微镜
uncorrected visual acuity	UCVA	裸眼视力
vision-related quality of life	VRQoL	视觉相关的生活质量
visual acuity	VA	视力
visual-evoked potential	VEP	视觉诱发电位
wavefront aberration	WA	波前像差
white to white	WTW	白到白距离
with-the-rule astigmatism	WTR astigmatism	顺规散光
zone		区域